ハーバード×脳科学でわかった

究極の思考法

UNLOCK THE POWER OF THE

UNFOCUSED MIND

TINKER DABBLE DOODLE TRY

スリニ・ピレイ

千葉敏生［訳］

ダイヤモンド社

内なる創造力や才能を発揮しようとする世界じゅうの人々、
そして、それを否定する邪魔者たちに立ち向かおうとする人々に捧ぐ

TINKER DABBLE DOODLE TRY
by Srini Pillay, M.D.

This translation published by arrangement with Ballantine Books,
an imprint of Random House,
a division of Penguin Random House LLC.
through Japan UNI Agency, Inc.

はじめに
——脳の力を最大化するのに必要なのは「集中力」じゃなかった！

心を空にして、または物思いにふけりながら
お気に入りの長椅子に横たわっていると
あの水仙が心の目に浮かんでくる
それはひとりきりでいることの至福
私の心は喜びで満たされ
水仙たちと一緒に踊りだす

——ウィリアム・ワーズワース「水仙」

１９８３年のある金曜日の夜。ひとりの男性が恋人を助手席に乗せ、バークレーから建設中の別荘があるメンドシノに向かってカリフォルニア州道１２８号線を走っていた。男は長時間の運転で少し疲れ、ボーッとしていた。恋人が助手席でうたた寝をすると、彼はなにげなく仕事のことを考えはじめた。ＤＮＡの研究についてだ。[1]

「私の銀色のホンダ・シビックは、山に向かってぐんぐん進んでいた。ハンドルを握る手が、路面の様子やカーブの感覚を楽しんでいた。私の頭の中には研究室の仕事がよみがえ

っていた。DNAの鎖がくるくるとねじれたり、たゆたったりしていた。鮮やかなブルーとピンクに彩られた分子の電子的なイメージが、私の目と山に続く路面の中間に浮かんでいた」と彼は記す。[2]

ひもをはずされてはしゃぎ回る子犬のように、彼の頭脳は勢いよく回転し、情報のかけらどうしを比べたり結びつけたりしていった。すると、彼の頭にふとアイデアが浮かんだ。彼は側道（彼の記憶によると46・58というマイル標のある場所）に車を停め、思考の点と点を結びはじめた。その瞬間、科学に革命が起こった。

その男性とは、生化学者のキャリー・バンクス・マリス博士だ。[3] 10年後、彼はポリメラーゼ連鎖反応（PCR）法の発明でノーベル化学賞を受賞する。PCR法はDNAを合成する方法のひとつであり、産科学から法医学まで幅広い学問分野で重要な役割を果たしている。その深夜の休みなしのドライブの最中に、彼の脳は無数のアイデアをかき集め、斬新な方法で結びつけた。その後、彼はそうしてかき集めたアイデアを整理し、磨いていった。

この「収集」と「整理」という魔法のプロセスこそ、この本のテーマだ。

ハーバード×医師×脳科学でわかった「集中力」の副作用

私は医師、精神科医、そして企業幹部のコーチという立場から、自分を変えるための戦略を切実に求めている人々を見てきた。企業の役員室であれ診察室のソファであれ、仕事の流れ、職場の効率、リーダーシップ、学習、子育て、結婚、ダイエットに関する相談であれ、誰もが悩みを乗り越え、目標を成し遂げ、前に進む方法を探している。

そしてほとんどの人は、組織能力の改善、綿密な計画、高度な学位など、もっと何かに「集中」して取り組むことが問題の解決になると信じきっている。そのため、予定表、ＴｏＤｏリスト、リマインダー、耳栓など、物事に「集中」するためのツールをあれこれと試してみるのだが、実際に使ってみると生活の質や生産性は思ったほど上がらないと気づく人が多い。

瞑想やマインドフルネスに関する記事を読み、こうした〝心の筋肉〟を鍛えれば健康や生産性が大きくアップすると信じる人々もいる。そして、瞑想やマインドフルネスを日常生活に取り入れてみるのだが、必ずしもうまくいくとはかぎらない。

また、自分が注意散漫、先延ばし症候群、ＡＤＨＤ（注意欠陥・多動性障害）、意志力不足といった問題を抱えているのではないかと疑って私のところにやってくる人もいる。そういう人々の多くは、私が正式な診断を下して薬を処方すれば集中力を取り戻せると期待している。つまり、集中力の欠如が人生を妨げていると思いこんでいるのだ。

確かに、集中力が必要に見えるケースも多い（それでも薬物治療は乱用されているが）。実際、集中力は自分を変える大きな武器になる。集中力があればこそ、人々は思考、感情、体の動きを一致させ、最後まで仕事をやり抜くことができるし、子どもは学校で１日じゅう座って先生の話を聞くことができる。リーダーは共通の理念や目標を中心にみんなを団結させられるし、企業は市場シェアを伸ばせる。集中しないで針に糸を通したり、レシピどおりに料理をつくったり、家具を組み立てたりすることなどできるだろうか？

長期的に見れば、選択と集中があなたの興味に磨きをかける。そして、多くの場合はそれが仕事へと発展していく。なんでもできるミケランジェロのような一握りの天才を除けば（果たして彼みたいな人間にも薬物治療は必要だろうか？）、多趣味な人は器用貧乏になりやすい。

「集中」してひとつの物事を突き詰めていくことで、より深い理解、洞察、実践的な経験、自信が身につき、まわりの人々から信頼を得られる。たとえば、もしあなたが心臓バイパス手術を受けるとしたら、300件の心臓バイパス手術、300件の腸切除手術、400件の脳外科手術を経験した外科医と、1000件の心臓バイパス手術を経験した外科医、どちらを選ぶだろう。おそらく後者ではないだろうか？　ビジネス分野でいえば、ひとつの具体的な市場ニーズに特化した企業が、もっともそのニーズを満たせる可能性が高い。

神経学的にいえば、「集中」という行為は情報を脳の最前線に保持しておくのに欠かせない役割を果たしている。このプロセスは計り知れない価値を持つ。なんらかの作業を実行しているとき、人間の脳は「外側前頭前皮質」と呼ばれる領域内にある短期記憶に情報をせっせと運んでいる。この領域は作業の遂行に必要な情報を蓄えることから、私はよく

「記憶のコップ」と呼んでいる。集中力は、感情や直感と並んで、何が重要かを判断し、将来的に同じ作業をもっと効率的に、すばやく、スムーズに、賢くできるようにする重要な役割を担っている。

　集中力にはこうした明らかなメリットがあるものの、私はあまりに多くの人が（知らず知らずのうちに）集中力崇拝に陥ってしまっていると思う。集中力こそ、なんとしても手に入れるべき最重要能力だと思いこんでいるのだ。実際には、集中力だけではあなたにとってむしろマイナスになる。あなたの能力を奪ってしまうのだ。

　こう考えてみてほしい。集中力とは「脳の懐中電灯」だ。見るべき場所がわかっているなら、目の前の一点を明るく照らし出してくれる光線はとてつもなく役に立つ。だがそのぶん、周辺視野や、暗がり全体を照らし出す光は犠牲になる。極端な場合、心理学の用語で「非注意性盲目」と呼ばれる現象が起こる[4]。こうなると、すべてのものには注目できないという単純な理由から一部のものが見えなくなる。脳が集中する対象を選ぶと、あなたに悪影響を及ぼすこともあるのだ。

　たとえば、１９９５年にこんな出来事があった。ボストンの警官がある事件の容疑者を追跡している途中、たまたま別の暴行事件に出くわしたのだが、気づかずにそのまま素通りしてしまった[5]。警官は裁判で暴行現場を見逃したと主張したが、陪審員たちはその話を信じなかった。結局、警官は偽証と司法妨害の罪で2年以上の懲役と罰金を言い渡された。

だが、警官が容疑者を追うことに集中しすぎるあまり、非注意性盲目に陥っていたのではないかと考えた研究者たちは、現場の再現実験を行った。その結果、被験者の多くが同じように周辺視野のなかで起きた暴行現場を見逃した。暴行に気づいた被験者は、夜間ではわずか35パーセント、日中でも56パーセントにとどまった。

「脳の懐中電灯」に振り回されずに生きるには？

意識の集中によって、見ようと思っているものだけに注意が向けられ、重要な情報を見逃してしまうケースがあることを実証した面白い例が、「見えないゴリラ」実験だ。[6]ぜひみなさんもオンラインで「見えないゴリラ」と検索して、自分の目で体験してみてほしい。この実験の被験者たちは、白いシャツと黒いシャツのチームによるバスケットボールの試合を画面上で観戦していた。彼らは白シャツ・チームのパスの回数を数えるよう指示されていた。実験では、なんと途中でゴリラの着ぐるみを着た人物がコートの画面のど真ん中を横切った。ところが、被験者の大半は、白シャツ・チームのパスの回数を数えることに集中していたので、ゴリラの登場に気づかなかったのだ。

集中するあまりゴリラを見逃してしまうとしたら、私たちは人生でほかに何を見逃しているのだろう？

自社を成長させることに集中するあまり、競合企業が裏で着々と勢いを伸ばしていることとに気づかない経営者。

誰かを愛するあまり、相手の態度の変化に気づかず、振られたあとで「そんなそぶりはなかったのに」と悲しげに弁明する男性。

患者の不安の感情的な原因を探ることに気を取られるあまり、副腎の問題を調べ忘れる精神科医〔副腎が疲労すると感情や肉体にさまざまな変調をきたすとされる〕。

ことわざにもあるとおり、ハンマー（＝医学の専門分野）を持つ人にはすべてが釘（＝偏った診断）に見えるものなのだ。

視野の狭まりや偏った注意とかかわっているのが「過集中」の問題だ。[7] 過集中の状態に陥ると、あなたにとって本当に大切なものが時に見えなくなる。たとえば、大学で学問に熱中するあまり、人と交流したりデートしたりするのを〝忘れ〟、あとになって人生のパートナーを探すのに苦労する。

私はセラピストとしてこの現象をよく目撃する。学術用語では「時間割引」とも呼ばれ、遠い将来の物事の価値を低く見積もる脳の傾向を意味する。[8] 数々の研究結果が示すように、時間割引は人間の脳にもともと備わっている性質だ。時間割引は人間があとになって何かを後悔する最大の原因のひとつだと思う。私たちは必要に応じて長期的な視点を使い分けることが苦手なのだ。

過集中のもうひとつの影響が、「思いやりの消失」と呼ばれる現象だ。[9] この現象について調べたある研究で、被験者は女性が会話している動画を集中して見るよう指示された。

その際、画面の隅に10秒おきに表示される単語は無視し、もし気を取られたらすぐさま女性に目を戻すよう言われた。別の被験者グループは、単語を見ないよう指示はされず、普段どおり気楽に動画を見た。視聴後、すべての被験者を対象に、最近悲劇にあった人々を支援するボランティアが募集された。

その結果、過集中のグループのほうがボランティアを申し出る率が低く、「思いやりの消失」の状態に陥っていることがわかった。なぜか？　過集中によって道徳的な判断をつかさどる脳の前頭前皮質が消耗するからだ。つまり、過集中が自分自身の疲労感と人助けのバランスを取るための脳の資源を使い尽くしてしまう場合があるのだ。

集中はイノベーションを妨げることもある。ビジネス・スクール教授のロザベス・モス・カンターは、『ハーバード・ビジネス・レビュー』のある記事で、イノベーションの範囲を限定することや集中しすぎることの問題点を挙げている。[10] たとえば、ジレット社は、歯ブラシ部門（オーラルB）、電化製品部門（ブラウン）、電池部門（デュラセル）の3つを擁していたにもかかわらず、その3つを組み合わせて電動歯ブラシを開発することができなかった。どの部門も自分の部門の製品や慣行にとらわれすぎていたからだ。それでも、ちょっとした工夫さえすれば、脳は一見すると無関係な分野どうしを結びつけるようできている。

では、具体的にどうすればいいのか？　あなたを奮い立たせる「集中」とあなたの脳を硬直化させ疲れさせる「集中」、その中庸はどこにあるのだろう？　ズームインとズームアウトのちょうどいいバランスを実現するには？
その答えは、私が「非集中《アンフォーカス》」と呼んでいる能力を身につけることにある。

「非集中」スイッチが脳を成長させる

私がクライアントや患者の方々に「非集中」というアイデアを紹介すると、とっさにちょっとした反発を受けることが多い。非集中と聞くと、努力レベルを下げたり、目的もなくふらふらしたりすることをイメージするからだ。

彼らは下手の横好きにはなりたくない。自分の手で何かを創造したり、問題を解決したりしたいと思っている。私が本書のキーワードである「いじくり回す（Tinker）」「かじる（Dabble）」「落書きする（Doodle）」「やってみる（Try）」という言葉を口にしたとたん、だいたい似たり寄ったりの反応が返ってくる。いじくり回すだけでは何も完成しない。かじるということは真剣に取り組まないということでは？　落書きなんて子どものお遊び。確かに、やってみることが重要だと子どもには教えるけど、大人の社会では成功しないと意味がない……。

確かに、「非集中」という単語はネガティブに聞こえる。でも、意味の問題はひとまず置いておいて、懐中電灯の比喩に戻ろう。「集中」と「非集中」を懐中電灯の2種類のスイッチと考えてほしい。「集中」は目の前の道を照らし出す狭くて細い光。「非集中」は遠くまで届いてあたりを広く照らし出す光。どちらの光も単体では使い道に限界がある。しかし、ふたつをうまく使い分ければ、電池が長持ちするうえ、暗闇でもずっと効率的に道が探せる。

重大な発見の多くが、一本道とは程遠いキャリアのなかから生まれている。たとえば、ポリメラーゼ連鎖反応法を発見したマリス博士と同じ人生の道のりをたどろうと思うなら、学校でよい成績を取り、生化学の博士号を取得し、DNA複製の問題に体系的に取り組むのが一見するとよさそうだ。しかし、マリス博士の経歴を見てみると、彼がそうやって大発見までたどり着いたといえる根拠はほとんど見当たらない。むしろ、彼の旅は寄り道だらけだったといえる。

博士号を取得後、彼は科学をやめてフィクション小説を書きはじめたが、しばらくして物書きをやめて生化学者になった。[11]すると次は生化学者をやめ、2年間パン屋の店長を務めた。科学の世界に限っても、彼の経歴は一本道ではない。若いころ、DNAの合成に手を出す前にはロケットを製造しようとしていた。私生活も感情の起伏に富んでいて、彼は現在4度目の結婚生活を送っている。

こうした経歴は無視されがちだが、おそらく生化学の研究そのものと同じくらい、マリス博士の発想や知的成長にとって重要な意味を持っているだろう。あなたが彼と同じ人生をたどることなんてできない。しかし、あなた自身のなかにも波瀾万丈の物語が眠っている。そして、誰かに語られる機会を今か今かと待っているのだ。

あらゆる経験が脳の成長につながる。ちょっとした寄り道が、予想外の発想を生んだり、目の前の問題に新たな視点をもたらしたり、情熱を追求するための忍耐力を養ったりすることもある。マリス博士がもっと早く生化学者になっていたら？　いちども離婚をしなかったら？　パン屋で働いていなかったら？　何が起きていたのかはわからない。ただひとつ言えるのは、一本道でゴールまでたどり着いた成功者はほとんどいないということだ。たとえあとから振り返れば一本道に見えたとしてもだ。

それに、一本道のキャリアが望ましいともかぎらない。ロンドン・ビジネス・スクールのリンダ・グラットン教授は著書『ＬＩＦＥ　ＳＨＩＦＴ――１００年時代の人生戦略』で、長寿時代の現代においては人生設計の方法を見直すべきだと指摘している。「集中」という言葉は目標達成までの道のりを理解する手っ取り早い手段ではあるが、多くの場合は体《てい》のよいフィクションにすぎないのだ。

非集中と集中の両方を活かす方法を学べば、きっと今よりもすばやく効率的に考えたり、問題を解決したりできるだろう。集中と非集中のスイッチを意識的に切り替えるリズムを身につければ、きっとあなたの求める生産性、創造力、独創性、そして幸せが手に入る。面白いことに、非集中力を鍛えることで、いざというときに集中力を研ぎ澄ますことさえできるようになる。なぜなら、集中と非集中は表裏一体の関係にあるからだ。

最新理論「デフォルト・モード・ネットワーク（DMN）」で思考を磨く

ちなみに、集中力がないことをすでに十分自覚していて、いつもそれを人に責められて悩んでいる方にとっては、非集中が貴重なスキルだというのは朗報だろう。そういう方々にとって大事なのは、非集中力を暴走させる代わりに磨き、生活のなかで上手に活かしてやることだ。

オーケストラを例に取ろう。オーケストラのメンバーは自分の受け持つパートの演奏を習得するために練習を積む必要がある（集中）。しかしコンサートでは、個々人が自分の専門技術と音色を全体に溶けこませられなければならない（非集中）。譜面を追って音楽を演奏するだけの集中力と、指揮者にときどき目をやりながら、お互いの音色に耳を立てて一緒に音楽をつむいでいくだけの非集中力が必要になる。過剰な集中を断ち、まわりの人々と音色を融合させるのは、まぎれもないスキルだ。

スポーツも同じだ。たとえば、テニスが上達するためには（もちろん、体力は十分にあるものとして）、いくつもの具体的な技術を集中的に練習する必要がある。ショットの種類に応じたラケットの握り方。フォロースルーの方向。体に対する足の位置。サーブ時のトスの高さ。ボールを思いどおりの場所に打つための打球の強さ。そして、ゲームで繰り返し実戦感覚を磨く必要もあるだろう。こうした動きを体に覚えさせるには長時間の集中的な練習が欠かせないが、そうするうちに脳内にテニスの動きの青写真ができあがる。

いったんそれを信頼できるようになれば、試合中はボールをしっかりと見つめ、体に今まで学んだ動きをさせるだけでよくなる。つまり、非集中のスイッチを入れるわけだ。非集中の状態になると、意識的にどうしようと考えなくても、体がボールを思いどおりの場所に運ぶための無数の小さな調整を自然と実行してくれるのだ。

ごく大ざっぱにいえば、非集中とは、脳がいざというときにすぐさまフル回転し、創造力を発揮できるよう、脳をリラックスさせるプロセスだ。これは決して希望的観測ではなく、神経学できちんと証明されているれっきとした事実なのだ。

非集中の状態になると扁桃体の活性化が抑えられ、心がリラックスする。[12] 前頭極が活性化し、創造力が高まる。[13] 前島の活動が高まり、自己認識が強化される。[14]「楔前部《けつぜんぶ》」と呼ばれる脳の部分（人間を自意識過剰にする「観察自我」）の影響力を制限する（これはつまり、先ほどから言っているヴァイオリニストやテニス選手のフル・パフォーマンスを発揮する能力だ）。前頭前皮質の活動を取り戻し、思考をフル回転させ、疲労を抑制する。[15] 長期記憶を向上させ、重要な経験を引き出せるようにする。[16]

そして、もっとも一貫していて強力な影響は、おそらくデフォルト・モード・ネットワーク（DMN）の活動を高めることだろう。DMNとは安静時に活性化し、集中的なタスクに取り組んでいる最中に通常不活発になる脳の一連の領域だ。[17] いわば「非集中ネットワーク」とでも呼ぶべき領域だが、集中するうえでも非常に重要だ。たとえば、集中的なタスクに取り組んでいる最中にDMNが不活発にならないと、集中力が阻害されてしまう。

悲劇的にも、アルツハイマー病などの病気ではそれが起きている。[18] アルツハイマー病の患者のDMN内では、ある部分は活性化していて、ある部分は不活発、という具合で活動がバラバラになっている。[19] たとえるなら、DMNのさまざまな部分が暗闇のなかで無差別銃乱射を繰り返しているのだ。DMN内の接続の減少は、自閉症、前頭側頭型認知症、多発性硬化症、植物状態（脳に深刻な損傷を負い、特定の刺激に反応を示すこともあるが、意識はない状態）といった神経疾患や精神疾患において、思考の問題とも関連づけられている。[20]

研究によると、日頃から「集中」と「非集中」の両方のタイプの活動で脳を鍛え、認知的予備力[21]（いわば知能の蓄えのことで、日頃から頭を使っている人はボケにくいとされる）を蓄えておけば、いざ脳に多少の問題が起きても耐えることができる。簡単にいえば、非集中によって、生涯にわたってあなたの脳の思考能力を保つことができるわけだ。[22] そして、非集中の力を活かすようライフスタイルを見直し、脳を鍛えれば、あなたが思うよりも早く変化を感じられるだろう。

人生も仕事も「非集中」で変えられる

個人的には、試行錯誤しているときの脳ほど美しいものはないと思う。

脳スキャナーを使うと、活性化している脳の回路や領域を流れる血流を画像としてとらえられる。これは脳内の億単位のニューロンが非常に激しく機能しているというまぎれもない痕跡だ。

ニューロンをモダンダンスの踊り手たちと考えてみてほしい。思いがけない方法で動き回ったり、くっついたり離れたり、急に動く方向を変えたりする。しかし、2本ずつの腕と足の代わりに、このしなやかで均整の取れたニューロン・ダンサーには無数の手足があり、その何乗とおりもの組み合わせでつながりあい、作用しあっている。新たな思考や行動を始めるたび、世界一派手な花火よりもまばゆい電気が放出され、脳の回路へと情報が運ばれる。血流の変化は、まるで満天の星のように画像を輝かせる。うっとりと見とれてしまうくらいだ。

脳の回路は、情報を認識する部分、情報を読み出す部分、想像をつかさどる部分というように、おおむね機能別に配列されている。機能は別々だとしても、人間が思考しているとき、つまり何かを創造したり、学んだり、複数の物事を同時に実行したり、問題を解決したりしているとき、それぞれの機能は連動する。ニューロンが〝腕〟や〝足〟を伸ばし、すばやく優雅な身のこなしで互いに絡みあうのだ。時に、脳のダンサーたちは頼りあい、交代で機能を実行してエネルギーを節約することもある。新たに感知、反応、行動を行うたび、ニューロンどうしの通信や接続、つまり振付が変化する。

あなたがテスト勉強をしているにせよ（＝集中）、物思いにふけったりテストの成績について想像したりしているにせよ（＝非集中）、集中と非集中の切り替えのリズムによって、脳内のダンサーがいつ、どこで、どうやって活発になるのかおとなしくなるのか、走るのか休むのか、くっつくのか離れるのかが決まる。そして、どのニューロンが主役になるのかも決まるのだ。

この神秘的な脳のダンスには、論理の居場所もある。パンの焼き方を覚えたり、失恋に対処したり、想像を掻き立てる興味を追求したり、神を信じたり、夢の事業をおこしたりする際に使われる部分だ。不思議なことに、この魔法のダンスの〝指揮者〟は現時点で知られていない（あるいは存在しないのかもしれない）。それでも、脳のさまざまな領域に出入りする血流をあなた自身である程度コントロールすることはできる。振付師はあなた自身というわけだ。

集中と非集中のスイッチを切り替えるすべを学べば、ストレスやリスクへの対処方法、人生との向き合い方などにおける、大きな変化が待っているだろう。きっと、あなた自身も知らないあなたのすばらしい一面が見つかる。そして、気移りしやすい自分の性格が嫌いでなくなるだろう。

そのためには、非集中のスイッチを入れる方法を意識的に身につけ、日常生活のなかに組みこむことが必要だ。もしかすると、あなたもそれをすでに自然と実践していて、思いがけずクリエイティブなアイデアがひらめくこともあるかもしれない。しかし本書では、そのプロセスをあなた自身で積極的に操る方法を学んでいきたいと思う。

私の開催するワークショップや、私の個人的なセラピーやコーチング・セッションで、本書の手法をほんのいくつかだけでも実践してみると、多くの人は不安が和らいだり、これまで記してきたようなひらめきが浮かんできたりする。誰にでも、日中ときどき窓の外を眺めてボーッとする瞬間があるだろう。そのクセを前向きに活かす方法がわかったら、すばらしくないだろうか？　きっと、目から鱗が落ちるはずだ。

ハーバード×脳科学でわかった究極の思考法

CONTENTS

第1章

非集中の力で「脳のリズム」を取り戻す
――人生を変える脳の習慣を身につける

第2章

「グレーな思考」で脳が次々とひらめきだす
――創造力を呼び覚ます「かじる」の力

第3章

「自問自答」で脳がどんどん賢くなる

——学習効果がみるみる上がる「やってみる」の力

第4章 「無意識」に任せれば脳が勝手に働きだす
――生産性がめきめき上がる「落書き」の力

第5章

どんな困ったことも、「脳の言い訳」を止めればうまくいく

——心を整える「いじくり回し」の力

第6章

「矛盾」をあえて受け入れて、脳の可能性を極限まで広げる

――自分を超えつづける「非集中」の力

［1］［2］……は原注を表す／〔　〕は訳注を表す

第 1 章

非集中の力で「脳のリズム」を取り戻す

人生を変える脳の習慣を身につける

思考は知性の労働であり、夢想は知性の快楽。
思考を夢想で置き換えるのは、
毒と栄養を一緒くたにするのと同じことである。

—— ヴィクトル・ユーゴー

ハーバード大の医学生を追い詰めた「ある誤解」

医学大学院の1年生のとき、私はオールAの優等生だった。ところが2年生になり、勉強量が一気に増えると、がくんと成績が落ちはじめた。

夜中まで勉強してもまったく成績は上がらなかった。何時間も机の前に座って人体の構造を学び、人間の筋肉のつき方、神経や血管の配置を覚えようとした。私はクタクタに疲れ果て、骨の標本の山のなかに頭をうずめたまま目を覚ますことも何度かあった。

私は誰よりも勉強と研究に時間を費やした。それでも、集中してがんばればがんばるほど、状況は悪くなるばかり。あとになって気づいたのだが、当時の私は初めて車を運転する若者と同じように脳を運転していた。猛烈なスピードで走り出しては、急ブレーキで車を止める。その結果、ブレーキとギアがすっかりすり減ってしまっていたのだ！

私は自分の置かれている状況がなかなか理解できなかった。自分が肉体的に消耗していることにようやく気づいたのは、3年生に進級する前の休暇中だった。私は生活を変えようと決意した。

追い詰められた私は、ただがむしゃらに勉強するのをやめ、賢く勉強することに決めた。私は暗号を解読するような気分で、自分の習慣やライフスタイルをあれこれといじくり回してみた。私の労働倫理には少し反していたけれど、45分勉強するたびに簡単な休憩を取ることにした。学業のことを忘れて友人と過ごす時間を増やし、猛勉強する前にはたっぷりと睡眠を取った。それから、瞑想が健康回復にいいとあちこちで聞いていたので、1日2回、20分間の瞑想も始めた。

すると、体力が戻り、成績も改善。最後には、またクラスでトップになった。ライフスタイルの変化が具体的にどう作用したのかはわからなかったが、結果には大満足だった。だから、在学中は同じライフスタイルを守りつづけた。大成功だ。

しかし、私は本当の意味で教訓を学んではいなかった。精神科の研修医になると、また例の働きづめの生活が始まった。私は自分の抱える症例に没頭するあまり、入院患者と何時間も一緒に過ごした。そして帰宅すると、白衣を脱ぎ捨て、夕食をとり、本や精神医学の学術誌を読みあさった。1回目の臨床研修を終えると、私は指導医からのフィードバックを楽しみに待った。

ところが、指導医との面談は思わぬ方向に進んだ。「君はなかなか真面目な医者だ」と指導医は切り出した。「仲間たちより知識量が断然多いから、少しもどかしいにちがいない。仲間と会話してもつまらないんじゃないか?」

そんなことは感じたこともなかったが、私は褒められたと勘違いし、うれしくなった。ところが、その次に一生忘れないコメントが返ってきた。

「君が入院病棟ばかりで過ごしているのが少し心配だ。同じことを続けていたら、どれだけ頭のなかに知識があっても、高度な教育は受けられないと思う。そもそも君は高度な教育を受けるためにハーバード大学に来たんじゃないのか？」

控えめに言っても、皮肉で嫌味な質問だった。そのとき、私は昔の悪い習慣に逆戻りしていたことに気づいた。私はがんばることの意味を誤解していて、またもや身も心もぼろぼろになっていたのだ。

私の指導医は、思考を整理するためにも休憩を取ったほうがいいと説明した。それが教育のいちばん重要な部分なのだ、と。そこで、私は日中に森林を散歩したり、公園のベンチでもっと仲間と過ごしたりするよう勧められた。さらには、セラピーを受けて心の重荷を下ろす方法を探ったほうがいいとまで言われた。

脳にはもともとオン・オフのリズムがある

その後、脳の集中と非集中の仕組みを研究してきた私は、今なら彼の言っていたことがよくわかる。[1] 私の「認知のリズム」はガチガチに固まっていたのだ。

リズムと聞いて真っ先に思い浮かべるのは、おそらく音楽のリズムだろう。たとえば、マイケル・ジャクソンやエルヴィス・プレスリーのダンス、ジミ・ヘンドリックス、カート・コバーン、キース・リチャーズの見事なギター演奏をイメージすると思う。どの場合も、一連の音符や動きが規則的に繰り返される。つまり、オンとオフの明確な拍子を持つのだ。ジミ・ヘンドリックスの「ヴードゥー・チャイルド」やローリング・ストーンズの

「ジャンピン・ジャック・フラッシュ」が流れてくれば、すぐさま最高のリズムと一体になれるだろう。

しかし、リズムは音楽だけの概念ではない。体内のリズムも不可欠だ。心臓は一定のリズムで拡張と収縮を繰り返す必要があるし、肺も規則的に息を吸って吐く必要がある。そして、人間は睡眠覚醒サイクルという概日《がいじつ》リズムからは逃れられない。認知のリズムとは、「集中」（＝オン）と「非集中」（＝オフ）をもっとも効果的な方法で織り交ぜる能力のことだ。

私たちは生活のさまざまな変化に備え、対応しなくてはならない。歩きだしては止まり、〝衝突〟を回避しながら、方向を転換していく。私が医学大学院時代に気づいたように、あなたの思考の道具箱のなかにある唯一の道具が「集中」だけだとしたら、あなたはすぐに疲れ、脳はあっという間に停止してしまう[2]。これは最高の状態とは程遠い。脳がクラッシュする前に防ぐほうがいいに決まっている。自覚があるかどうかは別として、人間の脳は1日の半分近く、目の前の作業から意識をふっと遠ざける小さな心の旅を繰り返していることが研究でわかっている[3]。しかし、定期的に心をさまよわせるのではなく、気まぐれで心をさまよわせるのでは、クラッシュするまで脳を酷使しつづけるのと同じくらい、脳の潜在的な能力がムダになってしまう。

突然ヒューズが飛んで使えなくなる電球と、ときどき明るさを落として消費電力を節約する電球とのちがいを考えてほしい。同じように、急にパタリと使えなくなる脳と、ときどきエコ・モードに切り替わる脳では、大きなちがいがある。後者の脳はいざというときにいつでも全開モードに戻すことができるのに対し、前者の脳はしばらくまったく動かなくなってしまうのだ！

最適な脳は「脳波」のハーモニーで決まる

ひとつの脳細胞の静止電位は単3電池1個分にも満たないが、細胞膜を伝わる電気は1メートルあたり約1400万ボルトというとてつもない力を生み出す。[4] これは雷雨の最中に雷を発生させるのに必要な力の4倍以上にもなる。これに脳細胞の個数である1000億を掛けた値が、あなたの脳のパワーということになる。[5] とてつもないパワーだ。

あなたが生まれた瞬間から、複雑に入り組んだ脳のあちこちで常に電気信号が生まれている。この信号は波という形で発生し、すべての思考、感覚、行動はこの脳波の異なる組み合わせと対応している。脳の「注意」機能も例外ではない。

注意の波を、トロンボーンの低い音、フルートの高い音、そのあいだのすべての音、という具合に音符としてとらえるとわかりやすい。ベースラインにあるときでさえ、脳の注意は変動し、驚くほどのスピード、パワー、正確さでそれぞれの音符どうしの調和を図ろうとする。[6] 心電図を使えば心臓のリズムをとらえられるのと同じように、脳波図を使えばこうした〝音符〟を検出することができる。人間が生み出すあらゆるタイプの波を観察すると、周波数の高い（つまり速い）波から周波数の低い（つまり遅い）波まで連続して現れることがわかる。[7]

ベータ波は「集中」の波だ。この脳波は、あなたの目が目の前の作業に釘づけになっていると発生する。ベータ波から〝音階〟を下っていくと、アルファ波、シータ波、デルタ波が現れ、この順に周波数が低くなっていく。いずれも、純粋なリラックス状態から、瞑想状態、熟睡状態まで、非集中の状態を表わしている。奇妙な例外がガンマ波だ。[8]ガンマ波はベータ波より速いにもかかわらず、集中と非集中のどちらの状態のときも生じる。[9]つまり、集中と非集中の区別は私たちが思うほど明確ではないということがいえる。

この脳波の〝設定〟の一つひとつが異なる脳の機能と関連している。専業主婦（夫）、教師、CEO、チェスのプレイヤー、研究者など、どんな人であれ最高の能力を発揮するには、脳波の設定を切り替えるタイミングと方法を知っておく必要がある。[10]そしていちばん大事なのは、これらの脳波が連動して、目の前の作業に最適な脳の状態を生み出すという事実を理解しておくことだ。

集中モードだけでは浅い成果しか得られない

世の中には、ずば抜けて聡明な人たちがいる。その無限のバイタリティと研ぎ澄まされた頭脳にはただただ驚かされるばかりだ。たとえば、ドイツの作曲家ゲオルク・フィリップ・テレマンは2年間で200の序曲を作曲したし、[11] ベンジャミン・フランクリンは避雷針、軟性カテーテル、遠近両用メガネなど無数の発明を行った。[12] 彼らは私が「集中回路」と呼んでいる前頭頭頂皮質を操る達人だ。[13] 何か課題に取り組もうとしているときにはいつでも、自由自在に集中力を呼び出せるのだ。

より大きな「中央実行ネットワーク」（CEN）の一部である集中回路は、テレマンやフランクリンほど極端でなくとも、作業に取り組む集中力を保ってくれる。[14] レシピどおりに料理をつくるのであれ、複雑な手術を行うのであれ、確定申告書を記入するのであれ、カーナビの音声に耳を傾けながら見知らぬ場所を運転するのであれ、集中回路は懐中電灯のように目の前の道を照らし出す。

しかし、この能力だけではまったく不十分だ。研ぎ澄まされているだけでは深みが感じられない場合もある。音程はすべて正確だけど心のこもっていないピアニスト、といえばわかると思う。テレマンの音楽を演奏したり聴いたりした経験があるなら、彼が集中だけに頼って作曲していなかったことがわかるはずだ。

つまり、この浅さというのは、集中だけにこだわる人々に表れる性質なのだ。テレマンとはちがい、そういう人々は世の中にあふれている。融通のきかない上司。利益至上主義者。隅々まで正確だが深みのない報告書を書いてくるロボット人間。彼らの言うことは明瞭なのだが、広がりに欠ける。カーナビの比喩を広げるなら、旅のずっと先に待ち受けるものも知っておくべきだ。目の前の道を見るだけでなく、せめて旅の中間地点、あるいは次の1時間くらいはイメージできるようにしておくべきなのだ。

こうした広がりや深みを得るには、一点を照らす懐中電灯の光を広げて、周囲にある重要なモノや情報が見えるようにしておかなければならない。この視野の拡大を実現する脳の回路こそ、私が「非集中回路」と呼んでいる「デフォルト・モード・ネットワーク」（DMN）だ。[15]

その真の機能が科学的に理解されるまで、DMNは「ほとんど何もしない」回路と考えられていた。[16] しかし次第に、DMNが脳のエネルギーを特に多く消費していることがわかってきた。[17] さらに、DMNは脳波の氾濫や統合という形で集中回路と広くつながっている。[18] 集中と非集中は肉とおいしいトマトソースの関係に似ている。肉がトマトソースの味を引き立てているのか？ それともトマトソースが肉の味を引き立てているのか？ どちらとも言いがたい。むしろ、両方がお互いを引き立てていると言ったほうが正しいだろう。

脳内では、いろいろな種類の脳波が各回路に出入りする。[19] そして、特定の機能に対してある種類の脳波が優勢になる。たとえば、非集中の状態がピークを迎えると、DMNにアルファ波が現れるだろうが、非集中をつかさどる一部の領域にはデルタ波が現れる場合もあるし、ベータ波が交じることもある。なぜなら、集中回路と非集中回路は絶えず〝会話〟をしているからだ。

同じように、集中回路には、脳の注意を集中させるためにデルタ波よりもベータ波のほうが多く現れるだろう。しかし、1種類の脳波だけが単独で現れることはまずない。集中回路と非集中回路を分けて語るのがまちがっているのはそのためだ。ふたつは同時に働き、連動するようにできている。過集中の状態に陥ると、この脳内の自然なつながりが断たれてしまう。[20]

▼集中と非集中、ふたつの回路を調和させる

悲しい曲を歌うとき、過去の悲劇に心を寄せる歌手は、聴く者の感情を揺さぶる。メロディを忠実に歌い上げるだけでなく、そうした発声技術や正確性を、遠い過去や未来、自己や他者と結びつけてこそ、感動する歌が生まれる。非集中回路はこうした深みや本物らしさをもたらす。[21] そして、非集中回路も鍛えることができるのだ。[22]

20世紀のハンガリー生まれの指揮者フリッツ・ライナーは、史上最高の指揮者のひとりに数えられている。[23] シカゴ交響楽団が世界トップクラスにのぼり詰めたのは彼のリーダーシップの賜物だと考える人も多い。

ライナーの指揮を見るのはさぞ楽しかったにちがいない。彼は全身を自在に使う。両手で弦楽器セクションに合図を送り、金管楽器セクションの出番になると頬をぷくっと膨らませる。左を向いている最中、右側のセクションに演奏をやめさせるときは片足を蹴り出す。彼の指揮するシカゴ交響楽団はどれほどすばらしかったのか？　ボストン・ポップ

ス・オーケストラの指揮者だったアーサー・フィードラーは、ボストンでシカゴ交響楽団の演奏を聴き終えると楽団の面々にこう言った。「君たちは人間ではない。神だ」[24]

ライナーは一流の指揮者だったが、ほとんど誰に聞いても暴君だった。彼はミスを許さず、リハーサルでさえいっさい手抜きを認めなかった。彼の前で演奏するときは完璧を求められた。彼の一挙一動に注意しなければならず、1回でも見逃すとたいへんな目にあった。そして自分が演奏していないときでも、じっと集中して聴いている必要があった。

ライナーのような厳格な指揮者のもとで演奏する音楽家は、ご想像のとおり、認知の難問に直面する。心をこめて演奏しつつも、まわりの人々の演奏や指揮者の指示に敏感に反応しなければならない。演奏に夢中になる音楽家は、指揮者の指示を見逃したり、ほかの人々の演奏を聞き逃したりするリスクがある。ほかの人々の演奏や指揮者の指示に意識を集中させすぎる音楽家は、心や感情をこめて演奏するのが難しくなるだろう。なんらかの方法で、脳は集中と非集中の絶妙なバランスを取る必要があるのだ。

しかし日常生活では、私たちはこのことをすっかり忘れ、フリッツ・ライナーの指揮にしか注意を払わない音楽家と同じように行動してしまうことがある。目の前の課題に熱中するあまり、ほかのことを忘れてしまうのだ。リーダー、親、スポーツチームの選手も同じ難問に直面している。「ゾーンに入り」つつも周囲の環境に注意を配る、つまり集中と非集中を同時に実行しなければならないのだ。

HINT!

DMNの6つの役割を知ろう[25]

脳内のDMNのつながりの性質や規模を理解すれば、集中と非集中がいかにして〝連携〟しているかがよりはっきりとする。DMNの役割は以下のとおり。

気が散るのを防ぐ。[26]逆説的だが、非集中回路は集中を維持する能動的で重要な役割を果たす。スポンジのように気が散る原因を吸い取り、目先の課題に専念させてくれる。

頭を柔らかくする。[27]非集中回路は回転軸のような働きをし、ある課題から次の課題へと注意を切り替えるのに役立つ。非集中回路を十分に使えば、あなたの頭はとても柔らかくなる。

あなたを自分自身や他者とより深く結びつける。[28]非集中回路は、脳の各所に格納されているあなた自身の物語の一つひとつの要素とあなた自身を結びつける。つまり、あなた自身の伝記作家になってくれるわけだ。非集中回路のおかげで、あなたの性格や内省的思考といったすべてのものが今という瞬間の一部になる。非集中回路はあなたの遠い記憶に手を伸ばし、あなたの歴史を今という瞬間に反映させる。いわば、あなたを本当のあなた自身へと近づけてくれるのだ。

深い非集中は「社会的関係」の回路も活性化させる。[29]だからこそ、リーダーシップ開発のコーチは自分自身になりきることがリーダーに欠かせない資質だとアドバイスするし、ボイストレーナーは自分自身の声を見つけるようアドバイスする。そして、一流の教育者は自分自身の個性を見つけ出すよう勧める。自己との深いつながりは、今という瞬間やあなた自身よりもはるかに広い物事と脳を結びつけるのだ。

過去、現在、未来を統合する。[30]脳内では、過去、現在、未来が同時に進行している。過去は記憶として格納されているし、現在は五感を通じて体験される。そして未来は計画や想像として表現される。ＤＭＮはそのすべてをまとめ、今まさに展開しているストーリーを理解させてくれる。あなたの人生の時系列上にある点どうしを結ぶわけだ。

創造性を発揮するのに役立つ。[31]非集中回路は脳の幅広い領域を結びつけるので、ユニークな連想や独創性を養うのに役立つ。おかげで、自由な発想ができるようにもなる。

漠然とした記憶を掘り起こす。[32]ＤＭＮは集中の外側にあるさまざまな記憶を統合する役割も果たす。ベテランシェフが言葉で表現できない味を出せるのはなぜなのか？　一字一句レシピに従うだけでは出せない何かがそこにあるからだ。幼いころにおばあちゃんが料理する様子を見ていて、本には書いていない何かを学んだのかもしれないし、トマトソースを混ぜるリズムや料理の上にチーズをまぶす指の動きにコツが隠されているのかもしれない。こうした感情や記憶を掘り起こせるのがＤＭＮなのだ。

私のお気に入りの例が、イタリアン・ミートボールのレシピだ。ネットでアンソニーという男性が紹介しているミートボール・レシピには、不可解な料理手順がいくつも出てくる。必要な材料のリストや、具体的な量り方、混ぜ方、調理法に加えて、ムードを出すために「イタリア風のＢＧＭ」をかけるよう指示がある。すると不思議なことに、機械的なレシピに従うよりもはるかにおいしい夕食ができあがるのだ。

「4つの敵」が非集中モードを妨げる

非集中（つまりDMNを活かすこと）は、あなたの脳や人生に大きなメリットをもたらすが、すでにあなたの生活に組みこまれているシステムやお決まりの行動パターンが、認知のリズムを邪魔することもある。詳しくは本書全体を通じて学んでいくが、まずはそうした認知のリズムにとって敵となるものを理解し、脳のリセットボタンを押すサインとして利用しよう。認知のリズムを阻害する要因としては、次のようなものがある。

習慣。脳は現状維持を好む。[33] お決まりの行動を惰性で続けるのがいちばんラクだ。習慣や考え方を大きく変えようとすると、心のなかに「認知的不協和」と呼ばれる一種のストレスが生まれる。[34] この状態は脳スキャンではっきりとわかる。このとき、脳は「変わりたい」「でも変わるのはつらい」というふたつの感情の板挟みにあっている。

たとえば、集中という習慣そのものを例に取ろう。非集中の価値は脳生物学のあらゆる研究で証明されているが、集中して生産性を上げることに慣れきってしまうと、脳はその習慣を変えるのを拒絶するようになる。集中に慣れきった理性的な脳にとっては、非集中はナンセンスでしかないからだ。

非集中のスイッチを入れる練習を何度か積んだあとも、脳は自然と元の行動に戻り、今までどおりの習慣を続けてしまう。そのほうがラクだからだ。習慣を変えるにはある程度の代償を払う必要があるし、それだけの覚悟がいる。この代償のことを「切り替えコスト」という。

切り替えコストには、恐怖、疑念、不安といったさまざまな形がある。[35] 脳はこうした"高い"代償を払うのが大嫌いだ。あなたにとって必要なのは、脳の元気を取り戻すことは重要だという確たる信念を持ち、現在の生活の構造がうまく機能していないと脳に言い聞かせることだ（私が勉強の習慣を変えるときに実践したように）。

選択肢はふたつある。選択肢Aは今までどおりのやり方を貫くというもの。たとえば、クリスマス当日にぶっ続けでショッピングをするという考え方だ。選択肢Bは今までのやり方を変えるというもの。たとえば、昼食やコーヒー休憩をはさんだり、買い物を何日かに分けたりする。Aと比べてBのメリットが大きければ大きいほど、脳が変わろうとする可能性は高くなる。AとBの差を鮮明にすることができれば、認知的不協和は解決する。この現象は「選択肢の対比化」などと呼ばれ、脳スキャンではっきりと確認できる。[36] 矛盾を検出する脳の中枢に血流が見られなくなり、日常的な作業をこなすのに役立つ領域へと血流が戻るのだ。

不安。一般的に不安は脳にとって悪い働きを持つ。それは不安そのものが脳にとって悪いからだけでなく、不安によって事実が歪められ、空が落ちてくると思いこんでしまうからでもある。

不安があると、あらゆる目標が動く標的に見えてくる。脳はパニックを起こし、いつでも危険を察知して標的を攻撃できるよう、集中モードへと戻ってしまうのだ。しかし、不安には目に見えない悪影響もある。

2010年、放射線学教授のイシドロス・サリノプロスらは、不安が脳に及ぼす影響を調べた。[37] 彼らは被験者に素《す》の表情や恐怖の表情といったさまざまな表情の写真を見せた。素の表情の直前には「○」を見せ、ネガティブな表情の直前には「×」を見せた。そしてあるときには、次にどういう表情が出てくるかわからないよう「?」マークを見せた。

「?」を見せられると、被験者は「×」を見せられたときよりも恐怖を示した。

「次にどういう表情が来ると思いますか?」とたずねられると、「?」を見せられた人々はまったく的外れな回答をした。75パーセントの人々が恐ろしい表情が来ると答えたのだ。不安な脳は最悪の出来事を想定しつづけた。彼らの脳では、「矛盾」に関連する中枢(前帯状皮質)や「嫌悪」に関連する中枢(島《とう》)が過剰な活動を示していた。

要するに、不安があると脳は動揺し、世界観を歪めてしまう。しかし、この事実を理解していれば、不必要に怖がることはなくなる。非集中を活かしてこのバイアスを修正することが、その第一歩となるのだ。

集中依存。集中力は人間に魔法をかけることがある。[38] 人間はいったんゾーン(極度の集中状態)に入ると、ものすごい馬鹿力を発揮できるからだ。さらに、習慣や認知的不協和の解消という点でいえば、いつもどおりの行動（「集中」タイプの行動）を取るほうが心理的にはずっとラクだ。[39] 確かに、物事をスムーズに進めるのはいいことだが、目の前の道をすべて平坦にしようと考えてはいけない。

むしろ、集中がほかの依存症と同じくらい脳にダメージを与えることもあるという事実を理解しておくべきだ。集中しすぎると、疲労困憊し、視野が狭くなり、頭がボーッとする。一方、非集中のスイッチをオンにすれば、脳に回復の時間を与え、リフレッシュした状態で集中モードへと戻ることができるのだ。

集中への回帰。脳を非集中モードにし、たっぷりと休憩を取ってエネルギーを補充したとしよう。目の前にはやり残しておいた仕事の山がある。すると、脳は再び過集中の状態に逆戻りし、休暇前と同じように、早朝から深夜まで働きづめの生活へと戻ってしまう。こうした集中状態へのUターンは珍しくなく、功を奏することも多い。まちがいなく山積みの仕事は片づくだろう。だが、この働きづめの日々のあとには再び疲労困憊が待っている。これでは休暇を取った意味がない。

むしろ、サドルにまたがったあとも、集中と非集中のバランスを保つよう心がけよう。そうすれば、途中で燃え尽きることなくゴールラインまで到達できるだろう。

HINT!

脳の不調を知らせる7つのサインに気をつけよう

ずっと健全な認知のリズムを保っていられる人はいない。私が、成績や体力のガタ落ちした医学大学院時代や、指導医に視野の狭さを指摘された研修医時代にふと気づいたように、あなたにも集中と非集中のバランスが崩れていることに気づく日がいずれやってくるだろう。しかし、早期のサインに気づけば、脱線する前に軌道修正ができる。たとえば、次のようなサインに気を配ろう。

いつもと比べてエネルギーが湧いてこない。普段より疲れていると感じるなら、認知のリズムが崩れつつあるサインかもしれない[40]。そう感じる日が1か月に何日もあるなら、日々の生活を見直してみるといいだろう。非集中を生活に取り入れるいいタイミングだ。

最後でバテてしまう。何かを実現しようと努力しても、最後の最後で力尽きてしまう人は多い[41]。何度もマッチポイントを握りながら勝利を逃すテニス選手。最終交渉までこぎ着けながら和解に失敗する交渉人。選挙戦の大詰めで勢い（支持者）を失う政治家。息切れした状態では、最後までやり抜くエネルギーは保てない。いつも番号ひとつちがいで宝くじの当たりを逃している、と感じはじめたら、認知のリズムをチェックするタイミングかもしれない。

いつまでたっても目標を達成できない。あなたが目標を達成できないのは、過集中によって脳が途中で力尽きてしまうからだけではなく、本来の目標とは別の方向を向いているからなのかもしれない[42]。こういうときこそ、認知のリズムをリセットし、目標を設定し直すタイミングだ。

同じ失敗を繰り返す。誰でも失敗する。そして、失敗を教訓にできれば、多くの失敗はむしろプラスになる。しかし、同じ失敗を何度も繰り返すのは問題ありだ[43]。あなたの生活にムダ、やり直し、うっかり、スケジュール・ミスが多すぎるなら、脳のリズムをリセットするべきかもしれない。

すぐにいっぱいいっぱいになる。刺激的なテクノロジーに満ちた目まぐるしく変化する現代社会では、時にいっぱいいっぱいになり、「今日はもうクタクタ。今夜だけは何もかもシャットアウトしたい」と思うのもムリはない。しかし、1日に何度も、すぐにいっぱいいっぱいになるようなら、生活を見直すべきだ[44]。脳は、使い方次第であなた自身やあなたの大切な人の人生を前進させられるすばらしい器官だ。脳にゴミやジャンクフードのようなものしか与えず、まともに働いてもらおうと期待するのは虫がよすぎる。すぐにいっぱいいっぱいになるなら、脳の集中と非集中のリズムを立て直すタイミングかもしれない。

保守的に考えてしまう。誰でも若いころは夢、希望、野心に満ちているが、歳を取るにしたがって夢も薄れていく。これはあまりにも一般的な現象なので、保守的になるのは大人の証だと主張する人もいる[45]。確かにそういうケースもあるだろうが、たいていの場合、保守的になるのは精神が疲労しているサインだ。新しい物事に挑戦できなくなるのは、そのための脳のリズムが失われているからだ。しかし、非集中を取り入れれば、脳のリズムを取り戻すことができる。

本来の希望、夢、目標とはかけ離れた場所にいる気がする。少しだけあなたの人生について振り返ってみてほしい。あなたの人生は本来の夢や期待とどれくらい一致しているだろう？　あなたにとって今でも重要な目標へと近づいているだろうか？　あなた自身の現状に幻滅したり、まったくそっぽを向いて走っていることにふと気づいたりしたら、現状にしがみつくのをいったんやめるべきかもしれない[46]。脳を非集中モードに切り替えて、まったく新しい道を探ってみよう。

「7つの習慣」で脳を非集中モードに切り替える

蒸し暑い夏の日。あなたはハンモックに揺られながら、半分だけ目をつむってボーッとしている。脳はこの時間を利用して、遠い昔の記憶を呼び戻す。そして、あなたが同じ失敗を二度と繰り返さないよう、過去の貴重な教訓を掘り起こす。

あるいは、あなたは立ってシャワーを浴びている。あなたは必ずしも夢見心地にあるわけではない。ただ普段とはちがう場所にいるだけだ。このとき、あなたの脳はずっと注目してきた問題から意識が離れている。すると突然ひらめきが舞い降りてくる。この1週間ずっと考えてきた問題の答えが、思いがけずはっきりと浮かんでくる。

編み物やガーデニングのように、あまり頭を使わない作業をしているときにも、脳は非集中モードになることがある。この場合、半分寝ているわけでも、シャワー中のような心理状態にあるわけでもない。自動運転によって惰性で何かをしている。このとき、脳は貴重な休息を取りつつ、未来予測の精度を高めるためにせっせと記憶のパズルをつなぎあわせている。

ハンモックでのまどろみ、シャワー、編み物、ガーデニングは、どれも集中を解いてリラックスするための方法だ。が、もっと便利で意外で体系的な方法はほかにもたくさんある。本書ではこれから、以下のような習慣の活かし方を学んでいこうと思う。

夢想。あなた自身の自由な考え、つまり空想的、仮想的、または架空の物事について思いつくまま誰かに話しているとき、あなたは夢想を行っている。

夢想は精神分析で広く用いられる非集中のひとつの形式だが、日常生活でも使える。[47] 実際、エンジニアや起業家は、影響の少ない発明の初期段階で、同僚、投資家、支持者などを自身の戦略的思考へと引きこむため、夢想をより本格的で実践的に用いている。みんなで声に出して考えているにすぎないのだが、こうして早期の段階で生まれたアイデアの一部を取り入れることで、いざ行動する段階になったときに同じ人々からサポートや賛同を得やすくなる。

同じことは、自宅の模様替えをしたり、恋人との関係を改善したりしようとしているときにも当てはまる。早い段階でほかの人をあなたの考えに巻きこめば巻きこむほど、アイデアがたくさん出るだろうし、特に相手の提案を計画に盛りこめば、最終結果に賛同してもらえる可能性が高くなる。

家具を何回も動かすのはたいへんなので、実際に動かす前、早い段階で新しい視点やアイデアを集めてみてはどうだろう？　恋愛の場合、模様替えよりもずっと大きなリスクがかかっている。夢想を使えば、お互いが自分の目標に凝り固まったり、別々の方向に歩みだしたりすることなく、今よりよい未来や今とはちがう未来を一緒に想像できる。どちらのケースでも、集団で非集中のパワーを活かし、ひとりきりで黙々と考えつづけるだけでは見つからない答えを探そうとしている。

物思い。物思いは、夢想よりも明確な非集中の形であり、あなたの行動を豊かにする具体的な記憶と抽象的な記憶の両方を掘り起こすのに役立つ。[48] ビーチチェアの上や暖炉の前でも実践できるし、職場のブレインストーミング・セッションでも実践できる。短時間でも、あるいはまとまった時間でも、生活のなかで物思いにふければ非集中回路を鍛えられる。呼吸に意識を集中させて雑念を振り払うマインドフルネス瞑想とはちがって、物思いでは特に何かに意識を集中させずに、目の前の問題から意識を切り離すことが必要だ。[49]

想像。何かを想像しているとき、人間はそれが実現可能かどうかをいったん脇に置いている。これは非集中の強力版だ！　未来の出来事やその対処方法について次々と突拍子もない仮説を立てていく行為は、遊び心にあふれた想像力の使い方であり、「未来展望」とも呼ばれる。呼び名はどうあれ、未来の展望（想像）はＤＭＮを活性化させることが証明されており、旧知の問題や状況について新しい結果を想像する能力へとつながる。[50]

私の経験では、恋愛関係や仕事で行き詰まっている人々は、〝現実〟を軸にしてその檻から抜け出そうとする。しかし、想像のほうが解決策を導き出すのにずっと有効な手段であることも多いのだ。

空想。そして、きわめて重要なツールが空想だ。もちろん、空想のしかたは人それぞれだ。あなたは目の前の作業に集中する分析的な脳の持ち主で、機械をいじくり回しているときに自動運転に切り替わり、空想を楽しめるタイプかもしれない。しかし、私にとっては考えられない話だ。１００パーセント集中しないかぎり、とてもじゃないが何かを修理することなんてできない。

空想にふけるためにどの活動を選ぶかはあなた次第だ。あなたがほとんど努力いらずでできることはなんだろう？　塗り絵？　クローゼットの整理？　ポイントは、ストレスや苦労を伴わないことだ。[51]本書ではこれから、前向きで建設的な空想と時間をムダにする空想のちがいを学んでいこうと思う。

独り言。私はＤＭＮを活性化させるいろいろな戦略のなかでも、自分の脳に語りかけることを勧めている。一見すると、これは少し奇妙に思えるかもしれない。ぶつぶつと独り言を言っている人は少しおかしな人に見えるからだ。

しかし近年の研究では、特にストレスを緩和するための戦略として、独り言の有効性がどんどん明らかになっている。[52] 二人称で話す（つまりあなた自身のことを「君」または名前で呼ぶ）ほうが、単に独り言を言うよりも効果的だ。あなたもたぶん、プロのアスリートがそうする場面を見たことがあると思う。テニスの絶対女王セリーナ・ウィリアムズは、単に「カモン！」ではなく「カモン、セリーナ！」と叫んで自分を鼓舞するし、偉大なバスケットボール選手レブロン・ジェームズも、同じような独り言で有名だ。

最初は荒唐無稽な話に聞こえるかもしれないが、脳に右手を挙げろと命令できるなら、見方を変えろと言い聞かせることもできる。しかも、その効果は絶大だ。

膨大な量の科学研究から、自分のなかで思考を切り替えることは、たとえ声に出さなくても有効であることがわかっている。[53] そのなかには、シンプルな思考の切り替え（「私は役立たずだ」→「私にはこれこれこういうスキルが必要だ」など）もあれば、もう少し微妙な思考の切り替えもある。たとえば、「どうしていつも私ばかりこんな目にあうのだろう?」と自問しても、脳は答えを見つけられないまま空回りを続けるだけだろう。これは無意識の時間の有効な使い方とはいえない。しかし、「私と同じハンデを背負っている人は、目標実現のためにどうやってハンデを克服しているのだろう?」と考えたらどうだろうか。このほうが意識的な脳と無意識の脳の両方にとって、ずっと実のある質問だ。

物事を肯定的にとらえているかぎり、収支はずっとプラスだ。ところが、自分に何かをしないように言い聞かせると、あなた自身が追い詰められてしまう。心理学者のダニエル・ウェグナー[54]がこの現象について研究した結果、ストレスを受け、「〜してはならない」

と自分に言い聞かせている人々の脳は、自分の欲求とは正反対の行動を取る傾向があるとわかった[55]。自分批判は避けるべきなのだ！

また、独り言を使えば、いったん立ち止まって自分の行動を再評価し、必要に応じて軌道修正することができる。人間はそれを日常生活のなかで自然と行うこともあるが、それを習慣にすれば、ときどき目の前の作業から集中を解き、あなた自身の状況をチェックするクセをつけられるだろう。

体を使う。体を使うと認知のリズムが活性化する[56]。空想の場合と同じく、非集中のスイッチを入れるための活動は人それぞれだ。たとえば、見知らぬ道を探検しながらハイキングするほうが非集中のスイッチが入りやすい人もいるだろう[57]。逆に、毎日お決まりのコースを通って公園を散歩するほうがいいという人もいるだろう。そういう人は、おなじみの行動を取っていないと〝道に迷え〟ないのだ。また、創造力をアップさせる体の使い方もいくつかある。

瞑想。瞑想にはいろいろな形式がある。たとえば、超越瞑想（マントラや単語を集中のポイントとして使用）、マインドフルネス瞑想（呼吸を集中のポイントとして使用）、歩行瞑想（歩行を集中のポイントとして使用）、オープン・モニタリング瞑想（集中のポイントはなし。ただ目を閉じる）、慈悲の瞑想（目を閉じて慈悲の感覚を深める）、献身の瞑想（神や関心事などに対する献身）、自問の瞑想（「私は誰か？」と定期的に自問するなど）。

形式にかかわらず、瞑想を使えば、行き詰まりを抜け出し、学習の効率を高め、クリエイティブになり、ジャグリング芸人のように複数の作業を同時にこなし（マルチタスキング）、集中するだけでは引き出せないあなたの偉大な一面を発揮できるようになるだろう。[58]

となると、いちばんの問題は何から始めるかだ。

「アラーム」と「未定表」で脳のリズムを取り戻す

初めて音楽のリズムを学ぶときの様子を想像してほしい。まずは1拍子、次に2拍子（トン・パ）、そして3拍子（トン・パ・パ）、という順番に覚えていく。それができたら、1拍をふたつや3つに分割する方法を学んでいく。リズム取りが上手になるにつれて、リズムはどんどん複雑になっていく。こうして、基本的なリズムを保ったまま、ある拍子を抜かしたり、そのぶんだけ別の拍子を引き延ばしたりして、アドリブでリズムを装飾する方法を身につけていく。

思考のリズムも同じだ。まずは基本から始め、最終的にはあなた自身のドラムに合わせて行進する方法を身につけていく。

しかしまずは、自分自身の誓いを守ることが先決だ。そのためには、ちょっとした道具の助けが必要かもしれない。その道具をいくつか紹介しよう。

アラームをセットする。正直にいって、あなたが非集中の時間を1日の予定のなかに自然と設けるとは考えづらい。その点、アラームはあなたのコーチ役となり、あなたが本当にすべきことを思い出させてくれる。まずは1日1回、非集中タイプの活動をする時間を設け、その時間にアラームをセットするといい。そして、アラームが鳴ったら必ずその活動をするようにしてほしい。10分間、机を離れて頭を使わない作業をしながら物思いにふけるのでもいいし（最初はやたらと長く感じるだろう）、散歩や昼寝でもかまわない。アラームをセットすれば、休憩を取ろうと決心できる。アラームが鳴ったら、とにかく休憩を取ろう。

「未定表」をつくる。人間の脳は1日の半分近く、目の前の作業から意識を遠ざける小さな心の旅を繰り返しているという話をした。どうせそうなら、脳がせっせとしようとしていることをあなた自身の手で行い、脳のパワーを活かしてみてはどうだろう？

「未定表」は、そうした心の旅を自分自身で管理し、有効活用する手段になるだろう。

予定表は、1日の時間という時間を集中タイプの作業であらかじめ埋め尽くすためのものだ。「今日は予定でいっぱいだ」と愚痴をこぼした経験は？　意外なことに、「未定表」は予定表と比べて自由で柔軟なわけではない。時間枠を予定で埋め尽くし、必要に応じて移動させていく予定表とは異なり、「未定表」は日々の仕事や用事を入れない時間を指定するものだ。

とはいえ、やるべきことは日々変わる。未定表づくりのルールにこだわってはいけない（これこそ集中の罠だ）。

▼15分の休憩だけで人生は劇的に変えられる

1日の過ごし方は人によって異なるので、集中と非集中のスイッチを切り替える決まりきったタイミングや回数はない。この点に関して具体的なデータはないのだが、私の経験からいえば、45分間集中するたびに15分間の休憩を取るのがいちばん効果的だと思う。1回目の集中タイムはもう少し長くてもかまわないが（たとえば75分間）、2回目以降は45分おきに15分間の非集中タイムを設けるといいだろう。未定表をつくる場合は、15分間の非集中タイムを書きこむか、オンライン・カレンダーで予定を管理しているなら、リマインダーをセットすると便利だ。

必ずしも机を離れる必要はないが、非集中タイムでは、音楽を聴く、クロスワード・パズルを解く、ゲームをするなど、あなたにとってきつくない作業をすることが大事だ。ケータイを持たずに近所や公園を一回りするなど、立ち上がって体を動かせばいっそう効果的。そうすれば、机に戻るまでは、ずるをして仕事をすることができない。

こうした毎日の小休憩に加えて、友人と夕食をとる、ひとりで映画を観るなど、退屈な1週間にアクセントをつけるイベントの時間も設けよう。この長時間の非集中タイムはもう少し柔軟でかまわない。友人との会食を毎週同じ曜日にきっちりと設けるのは難しいかもしれない。ただし大事なのは、必ず週1回、仕事や日課以外の何かをする予定を入れることだ。その日は少しばかり早く仕事を切り上げるはめになるが、脳に休息を与えれば、翌日以降の仕事の効率がぐっと増すはずだ。

未定表には、もう少し長い非集中タイムも設けよう。休暇、別荘生活、自宅療養（どこにも行かないが、仕事もしない）など、1年に3～4回、1週間程度の休みを設けるのだ。勤務先にそういうまとまった休暇期間がない人は、絶対に仕事をしない日や週を自分で決めておくといい。休暇を保留のままにしておいてはいけない。休暇をいつまでも先送りするのではなく、優先事項としてとらえるよう、あらかじめ計画に組みこんでおくべきだ。

また、楽しく爽快な気分で休暇を迎えられるよう計画することも大事だ。休暇前に仕事を片づけようとムリをして、せっかくの休暇を迎えたころにはクタクタになっているようでは本末転倒。そのためにはどうすればいい？　日頃から毎時間の小休憩をしっかりと取ることだ！

また、1週間のカレンダーに「自由時間」を組みこむこともお勧めする。これはその場でやりたいことを決める時間だ。調子がよければ仕事してもよいし、休憩してもOK。ただし、自分の決めたことはきちんと守ること。この時間だけは、予定や約束を入れてはいけない。あなたのしたいことをするとっておきの時間なのだから。

第1章のまとめ

脳のリズムを取り戻すための4つのペルソナ

認知のリズムが存在すると理解することは、あなた自身の認知のリズムを改善する第一歩だ。また、疲れきっている、イライラする、最後でバテてしまうなど、生活のなかで認知のリズムが崩れている瞬間に気づくことは、非集中の時間がもっと必要だと自覚するきっかけになる。そしてアラームや未定表は、その習慣を守る具体的な道具として役立つ。

しかし、たとえこれらの考え方や戦略をしっかりと理解したとしても、いちばん大事なのは今までのあなたのやり方を変えることだ。リズムは、ルールを覚えるだけでは身につかない。

認知のリズムを保つためには、本書でたびたび登場する4つのペルソナ「ジャズ・ミュージシャン」「ダンサー」「予言者」「発明家」の目を通して問題をとらえると便利だ。あなたのなかにも、この4つのペルソナのうち最低ひとつは眠っているはずだ。

▼①ジャズ・ミュージシャン——集中と非集中を自由に切り替える

最適な認知のリズムを保つには、自分自身の感覚を信じ、集中と非集中のスイッチを自由自在に切り替えられるようにしなければならない。認知のリズムをどう切り替えるかは日によって変わる。何かルールはないのかと思うかもしれない。しかし、最適な認知のリズムを身につけるには、ルールの丸暗記よりも即応能力のほうが重要だ。

ジャズ・ミュージシャンはその名人だ。ジャズ・ミュージシャンは、相手と会話を同調させる脳の領域を用いて、まわりのメンバーの次の演奏を予期する。2014年、脳研究者のアナ・ルイサ・ピーニョらは、このとき脳の集中回路がオフになっており、すばやい連想を行って次の音を予測できるよう、非集中回路がオンになっていることを証明した[59]。

ジャズ・ミュージシャンの教科書の1ページを参考にすれば、認知のリズムを身につけられる。すべては自分自身への信頼と、即興する意欲から始まるのだ。

即興は苦手だと思うなら、こう考え直してみてほしい。幼いころ、あなたはまずハイハイから始め、次に歩き、そして走ることを覚えたはずだ。今では、自分自身の動きを意識しなくても、ほかの歩行者との衝突を避けながら、難なく混雑した歩道を歩けるだろう。誰かが向こうから突進してきたら、とっさによけて衝突を避けるはずだ。これはごく初歩的な即興だ。

同じように、習慣を通じて非集中タイムをつくる能力を養えば、先ほど紹介したような「リズムづくりの道具」はいらなくなる。非集中が必要なことを心から理解するだけで、より自然と活かせるようになるのだ。

▼②ダンサー——考えすぎるのをやめ、流れに身を委ねる

2015年、臨床心理学者のアニカ・マラスらは、総勢447人のサルサ・ダンサーおよび社交ダンサーにインタビューを実施した結果、踊る理由は人それぞれであることを発見した。[60] 体力をつける、気分を盛り上げる、相手と親しくなる、人と交流する、ハイになる、ダンスをマスターする、自信をつける、現実逃避する、など。

日常生活に非集中を取り入れるすべを学べば、これらとまったく同じ体験が生活に加わる。脳のDMNは、活発で研ぎ澄まされた状態になると、意識レベルをゾーン状態へと切り替え、認知能力、幸福感、自分自身や他者への感受性を高め、空想を促し、学習効率や生産性を向上させる。つまり、心のダンサーになるわけだ。

だからこそ、考えすぎをやめ、流れに身を委ねる訓練を積み、あなた自身を人生のダンサーとしてとらえるべきなのだ。ダンスはとても高度な活動だ。それは肉体的な意味だけではない。集中と非集中の絶妙なバランスに加えて、感情をとらえたり、リズムをつかんだり、リズムを表現したりする能力もいる。姿勢をコントロールし、ステップを踏み、想像力を使いながら、動きと思考をひとつにしなければならない。

ダンスを踊ったり、こうしたスキルを身につけたりするには集中が必要だが、同時に非集中も必要だ。〝正しい〟動きだけに集中して踊るダンサーなんて想像がつくだろうか？ 優れたダンスは、優れた認知のリズムと同じで、考えすぎをやめ、流れに身を委ね、拍子

をとらえ、次の拍子を予測してリズムに乗ることでこそ生まれるものなのだ。

▼③予言者――無意識の力を解放する

1900年、スミソニアン博物館の学芸員ジョン・エルフレス・ワトキンズは、携帯電話ネットワーク、テレビ、MRI、空中戦、全米の都市へのフード・トラックの普及などを正確に予言した。[61] もちろん、英語のアルファベットからC、X、Qが消滅するというような、いまだ実現する気配のない予言も含まれていたが。

何かを予言するとき、ワトキンズのような人々は「知的推量」と呼ばれる一種の思考法を使っている。常に正しく予言できるわけではないが、何かを推測する人々はDMNと非集中を用いて未来をのぞきこんでいる。[62]

あなたが太陽のさんさんと輝くマイアミに初めて休暇で訪れたとき、テレビでゲリラ雷雨の予報を聞いたら、とっさにその予報を疑うかもしれない。ところが、顔を上げて暗雲がゆっくりと迫ってくるのを見れば、あなたは状況を理解し、荷物をまとめて、その場を立ち去る（またはホテルに戻る）だろう。その瞬間、あなたは優秀な予言者になる。明確な手がかりがなくても、太陽を浴びてボーッとしている非集中モードの脳さえあれば、天気予報と雲との関係を理解するには十分なのだ。

2012年、神経科学者のジュリア・モスブリッジらは、7つの独立した研究機関が行った26の「推量」に関する研究のメタ分析結果を報告した。[63] その結果、人体は1〜10秒後の刺激を感知できることがわかった。たとえば、私が暴力的なシーンまたはなんの変哲もない風景の写真を見せると、これから暴力的なシーンを見せる場合には不安、風景写真を見せる場合には平静へと体の生理機能が変化する。そういう意味では、人間はこれから見ようとしているものをかなり正確に予測できるのだ。

この現象は「予測的予期活動」と呼ばれ、未来を察知する脳の無意識の能力を示している可能性もある。DMNの一部である前頭極は、この予測能力において大きな役割を果たしていると考えられているが、その正確な根拠はわかっていない。[64] なんらかの無意識のミラーリングが作用している可能性もある。[65] 人間の脳が未来の出来事を察知できるのは、脳の回路が知らず知らずのうちに鏡《ミラー》のような働きをしうるからなのかもしれない。ほかにも、量子力学に基づく説もある。[66] 要するに、必ずしも知覚可能な知識がなくても予言は可能ということだ。あなたは、あなた自身が認める以上のことを知っているわけだ。

逆説的なのは、より深い非集中の状態にあり、この予測に身を委ねるほど、予測の的中率は高まるということだ。さらに、雪だるま式の飛躍効果も存在する。数々の研究が示しているように、音楽の素養と思考能力のあいだには直接的な相関がある。音楽を学ぶ子どもは、暗記能力、外国語の発音の正確さ、読解力、脳の実行機能、そして言葉の流暢さに優れている。[67]

なぜこんなことが起こるのか？　「集中」だけだと、脳の注意システムや前頭頭頂皮質

（脳の懐中電灯）は活性化するのだが、一方でDMNはオフになってしまう。集中と非集中の組み合わせこそが、私たちをリズム、ダンス、音楽、もっと大きくいえば歩き、誰かの腕に飛びこむ前の一瞬のためらい、セックスへと結びつけてくれるのだ。ずっと頭で何かを考えながらオーガズムに達するなんて、考えられるだろうか？

▼④発明家――「いじくり回し」精神で常に改良する

この本の内容があなたの役に立つと信じてはいるが、私はあまりにも理路整然と話を進めている著者や助言者を見ると、いつも疑いの目で見てしまう。世の中にひとりとして同じ人間はいないし、万人に当てはまるような一般化をするのは難しい。

私が提案するのはルールではなく、あなた自身の複雑な状況を乗り越えるための地図だ。何をするにも正しいやり方やタイミングなんてない。大事なのはあなたにとって正しいかどうかだ。あなたが科学を活かし、あなた流にアレンジしてこそ、本書の内容を最大限に活かせるのだ。ぜひ私が紹介するアイデア、戦略、情報を発明家のようにいじくり回して、あなた自身の脳に合うよう改良してみてほしい。私にできるのは人間の脳や心理の専門家として情報を提供することだけ。あなた自身の人生の専門家はあなたひとりなのだ。

▼非集中とは、体の力を抜く知的な手段である

この章で話してきたように、非集中は、頭を柔らかくし、重要な場面で体の力を抜くのに役立つ。また、次の思考の段階へとスムーズに移るための土台となり、あなたという人間の本質とより深く一体化する助けにもなる。

いよいよ調子が出てきた矢先に休憩する、立ち止まる、夢想する、リラックスする、作業を一時中断するというのは、一見すると直感に反するかもしれない。時間をムダにしている気分になるだろう。

しかし、「集中→集中→集中→疲労困憊」のサイクルを、たとえば「集中→いじくり回す→集中→休む→集中→遊ぶ→集中→やってみる」などに切り替えれば、サイクルから「疲労」を取り去り、非集中タイムを利用して脳の元気を取り戻すことができる。また、「集中→編み物→集中→休息→集中→ハンモック」は「集中→瞑想→集中→シャワー→集中→睡眠」とは異なる。これから本書では、こうしたさまざまな非集中の形式を活かす方法を具体的に学んでいきたいと思う。

クリエイティブになりたい。行き詰まりを抜け出したい。学習効率を上げたい。マルチタスキングができるようになりたい。偉大な自分を発見したい。あなたの目的がどうあれ、現代社会で成功するには常に脳の切り替えが必要だ。認知のリズムを養えば、きっとその能力が身につくだろう。

仕事が思うようにいかない、生活がマンネリ化している、思考が冴えない、頭がオーバーヒートしている、あるいは人生に嫌気が差していると感じるなら、人生にリズムを取り入れてみてはどうだろう？

あなたが直面する問題に合わせて、非集中の力を活かす方法を学べば、あなた自身の頭脳のすばらしさにきっと驚くことだろう。その旅は、今ようやく始まったばかりなのだ！

第 2 章

「グレーな思考」で脳が次々とひらめきだす

創造力を呼び覚ます「かじる」の力

最初は自分の知っている古い曲をあれこれといじくり回していた。
そのうち、ちがうことを試してみたくなって、
アルバイト先の「プードル・ドッグ」でアイスクリーム・ソーダを
つくるときに使っていたリズムに音楽をつけてみた。
その曲を延々といじくり回していると、そらどうだろう、
いつの間にか私の最初の曲が完成していたんだ。

――デューク・エリントン

創造性を呼び出すのは右脳ではない

私が土、砂糖、ひも、チョコレート・シロップをひとつの大きな袋に入れてあなたに手渡したら、あなたはそれをどうするだろうか？

きっとゴミ箱に投げ捨てるだろう。まず写真に撮ろうとは思わないだろうし、ましてやそれを独創的な方法で写真のキャンバスに塗りたくろうとは思わないはずだ。

しかし、まさにそのことを何度となく行っているのが、ブラジルの有名な芸術家ヴィック・ムニーズだ。[1] あるとき、彼は『モナ・リザ』のクローズアップ写真の上からピーナッツバターとジャムを油絵風に塗りつけた。[2] 日常生活でピーナッツバター、ジャム、ダ・ヴィンチが融合することなんてまずありえない。しかし、ムニーズはモノの組み合わせに関する常識をいったん脇に置き、人間の心と物質とのあいだにある潜在的な矛盾に命を吹きこんだ[3]（誰も、『モナ・リザ』がピーナッツバターとジャムで描かれているとは思わないだろう！）。

ムニーズは予想外のものを提示し、普段なら決して関連づけられないような概念どうしのあいだにある心理的なギャップを埋めている。彼の意外な組み合わせは注目をつかみ、見る者の想像力を少し暴れさせる。だからこそ、多くの人が彼の作品に夢中になるのだ。

彼のアートが好みかどうかは別として（子どもがこぼした食べ物や新品のカーペットについ

た泥の足跡でアートをつくってみたくなったと冗談を言う人もいる）、ドラマチックで、刺激的で、驚くほど独創的であることは誰もが認めるところだろう。

あなたが自分のことをヴィック・ムニーズほどクリエイティブだとは思っていないにしても、創造力にはいろいろな形があると認めることは大事だ。対立を話しあいで解決したり、おいしい料理を一からつくったり、頑固な思春期の子どもを説得したり、奇抜で目をひく方法で服装をコーディネートしたりするには創造力がいる。

それでもあなたは、創造力のあるなしは生まれつき決まっていて、自分はクリエイティブなタイプではないと思っているかもしれない。また、あなたが自分自身のことをクリエイティブだと思っているとしても、脳が何かをひらめくプロセスを本当には理解していないかもしれない。そして、あなたが自分のことをどれくらいクリエイティブだと思っているにせよ、ほとんどの人は創造力がとらえどころのないものであり、大急ぎで呼び起こしたりできる能力ではないと考えていると思う。

世の中には右脳が創造力をつかさどっているという根強い神話があるようで、自分は右脳派ではないと宣言する人も少なくない。しかし、近年の研究によると、創造活動は右脳と左脳のどちらか一方ではなく、脳の広範囲なネットワークを活性化させることがわかっている。

たとえば、脳研究者のメリッサ・エラミルらが本の表紙のイラストをデザインする人々の脳を調べたところ、右脳と左脳の両方が連携して創造性を刺激していることがわかった。[4]デザイナーがアイデアを出しているとき、脳の両側の内側側頭葉（事実や記憶を蓄える領域）が大きな役割を果たしていた。そして、アイデアを評価するときは、まるで脳がタウンホール・ミーティングを開催したかのように、広範囲のネットワークから意見が寄せられた。確かに、このネットワークはふたつに分かれていたが、それは左と右のふたつではなかった。脳の両側にある集中と非集中のネットワークが、それぞれ分析的な視点と感情的または直感的な視点を提供していたのだ。

つまり、創造性を発揮するときには論理的な脳をオフにしなければならない、というわけではないのだ。分析、関連づけ、推論が手を取りあい、創造プロセスをスムーズにする。

本章では、集中回路に加えて非集中回路をオンにし、創造力を発揮する方法をご紹介したいと思う。そして、あなたが生まれつきクリエイティブなタイプではないとか、右脳派ではないとか、クリエイティブな自分を引き出す能力がない、という脳の思いこみを振り払う方法もお教えしたい。あなた自身の創造性を引き出すのは、あなたが思うほど神秘的なプロセスではないのだ。

HINT!

創造力への憧れと反発という「二面性」を理解しよう

創造性があるのはいい気分だし、創造力の豊かな人々は称賛されることが多い。2014年、アドビシステムズは分析会社「エデルマン・バーランド」に依頼し、創造的思考が問題解決にとって重要かどうかを1000人以上の人事担当者にたずねた。[5] 予想どおり、85パーセントの人々がイエスと回答した。それどころか、10人中9人が創造性は昇給の最大の要因のひとつであると答えた。にもかかわらず、多くの人々が創造性に対して無意識の不快感を抱いている。

潜在連合テスト（IAT）は、この無意識の不快感を測定および検査するのに用いられる手法だ。最近の研究で、経営学教授のジェニファー・ミューラーらは潜在連合テストを用いて、不確実な状況下での創造性に対する無意識のバイアスを明らかにした。[6] 被験者たちはコンピューターのキーを押して、「日光」のようなポジティブな単語や「嘔吐」のようなネガティブな単語を、「斬新な」のような創造性に関連する単語や「便利な」のような実用性に関連する単語と結びつけるよう指示された。

ミューラーは、その回答速度を計算に組みこんだ結果、不確実な状況にいる人々ほど、創造性をネガティブな単語と反射的に関連づけることを発見した。不確実な状況で斬新さや不確実性を無意識に嫌う人間の心理は、本能的なものだ。未知のものは人間の心理状態にとって大きなハードルになるからだ。だからこそ、人間は創造性に反発したり、創造力の限界だと感じたりするのだ。

「白黒思考」から脱却する
——柔軟な思考を発揮するための6つの方法

私たちの社会では隠し立てをしない人、真正直な人、一貫性のある人が称賛される。「裏表がない」は褒め言葉として使われることが多い。そして実際、こうした明快でわかりやすい性格は、特に新車の価格を交渉しているときや複雑なビジネス取引をしようとしているときには望ましい。生活に秩序をもたらすという意味で、具体的思考になんら悪い点はない。

しかし、秩序がありすぎるとかえって無秩序が生まれることもある。ある意味、「秩序」は思考を柔軟にするよりも凝り固まらせる傾向がある。脳に新たな連想を行う猶予を与える前に、早々と結論を出してしまうことにつながるのだ。

具体的思考は、創造性にとっては一種の毒だ。具体的思考は脳の集中回路を用いるが、あまりにも集中しすぎると、認知のリズムは単調な1拍子となり、必然的に抽象的思考をつかさどるDMNのスイッチがオフになってしまう。[7] その結果、問題の独創的な解決策が見つかる代わりに、AとBの2択しか見えなくなってしまう。灰色が視界から消え去り、すべてが白黒画像になる。

あなたが白黒で物事を考えるタイプだとしたら、灰色が見えるようになるためにも、あなたの思考習慣の一部を見直す必要があるだろう。その方法をいくつか紹介しよう。

▼①「混沌」を受け入れる

クリエイティブな人々は、無秩序や混沌を、新しい秩序、独創的な思考、新たな問題解決策の前触れとしてとらえている。

創造力を発揮するには、脳内で無意識のうちにすばやく情報を整理し直すことが求められる[8]。目の前の問題の斬新な解決策を見つけるには、新たな関連づけを行う必要がある。そのために必要なDMNのスイッチをオンにするには、目の前の混沌から集中をいったん断ち切り、脳に問題解決の時間を与えなければならない。

つまり、混沌に身を委ねるわけだ。混沌に気を揉むのではなく、あるがままを受け入れる。波に逆らうのではなく、波に乗るのだ。

もちろん、ずっと夢想の世界で生きるわけにはいかないが、混沌の片隅で生きられる時間が長くなればなるほど、よりクリエイティブな脳を養うことができる。事実、混沌に飲みこまれることなく身を委ねる能力は、クリエイティブな人々のひとつの特徴だ[9]。

創造力の脳生物学的な研究によると、クリエイティブな脳は「混沌」と「制御」のあいだの絶妙なバランスを保っていることが多いという[10]。過度に制御されているわけではないが、暴走してしまうほど制御を失っているわけでもない。幅広い関連づけを行いつつも、思考の脈絡を失ってしまうほど何もかも好き勝手に結びつけたりはしない。直線的な解決策は退けながらも、解決の必要な問題を見失うことはない。つまり、「秩序」よりも「制御された混沌」を目指すといえる。

科学のプロセス自体も秩序よりは混沌に近い。1965年にノーベル物理学賞を受賞したリチャード・ファインマンは、「科学者にとっての科学哲学は、鳥にとっての鳥類学程度にしか役立たない」と皮肉まじりに指摘した。[11] 何かを行う方法は1とおりではない。むしろ、無数のやり方があり、無数の事実をかき分けなければならないのがふつうなのだ。

この見方を裏づけるのが、科学者の研究方法について調べたケビン・ダンバーの調査だ。[12] 1990年代初頭、彼はスタンフォード大学の4つの研究室を観察した結果、意外な事実を発見した。科学者たちは確立された手法に従っていたが、発見の75パーセント以上は想定外のものであり、彼らの入念な理論と矛盾していたのだという。科学的モデルが科学的探究の道を切り開くことは確かだが（そして本書のモデルもそうなることを願っているが）、それが答え自体につながることは少ない。

あなたが科学者で、何か実験を行っているとしよう。実験が失敗し、あなたは途方に暮れる。完全な行き詰まりだ。「どこが悪かったのだろう？」とあなたは自問する。手法？　中期段階？　分析方法？　原因はいくらでもありうる。あなたは原因を突き止められずイライラする。こういうときに必要なのは、できあいの知識ではなく発想力だ。集中回路と非集中回路を連動させてアイデアを生み出し、評価する必要がある。完全な混沌へと陥ることなくこのプロセスに身を委ねなければならない。

このスキルを身につけるには絶妙なバランス感覚がいるが、人間にはもともとその能力が刻みこまれている。ヴィック・ムニーズもしかり、即興でアートを彫るタトゥー・アーティストもしかり。もちろんあなたも、洋服を独創的にコーディネートしたり、冗談を言ったり、書道を学んだりするときに同じことを行っている。

医師で音楽家のチャールス・リムは、脳内における創造性の働きについて研究している。[13] 2008年、彼とアレン・ブラウン医師は、fMRI（機能的磁気共鳴画像法）を用いて、6人のプロのミュージシャンが、暗譜した曲と即興の曲のそれぞれをピアノで演奏する様子を調べた。

その結果、即興を行うと外側前頭前皮質（意識的な「思考する脳」）の働きが広範囲で弱まった。つまり、即興するには外側前頭前皮質がおとなしくならなければならないのだ。その一方で、より直感的な脳の統合役である内側前頭前皮質の働きが活発になった。つまり、非集中が即興にとって重要であることがわかったのだ。

混沌を受け入れるというと、初めは直感に反する薄っぺらい考え方に思うかもしれない。まるで自動車がコントロールを失いかけているのにブレーキから足を離すようなものだ。しかし、氷の上を走っているせいでコントロールを失いかけているとしたら？　ブレーキをやめるほうがむしろ正しいかもしれない。そうすれば混沌に陥らずにすむ。

日常生活でいえば、これは私が「実行の先送り」と呼んでいる思考法に相当する。たとえばある日、あなたがＴｏＤｏリストをつくったとしよう。あなたは一定の順序で作業をこなすよう予定を組んでいたが、急に思いがけない用事が入った。こうなると、ＴｏＤｏリストは台無しになる。少なくとも予定どおりにはこなせなくなる。

「実行の先送り」という思考法では、想定外の用事に対応するため、ＴｏＤｏリストにある項目をひとつかふたつ先送りできないかと考える。先送りできるものが見つかれば、効率的に時間を使い、予定をコントロールできているという気分でいられる。もちろん、毎回それが可能なわけではないが、この種の思考法を練習すれば、難なく混沌を受け入れられるようになるだろう。

混沌を受け入れるわずかな時間を1日のなかに組みこむことには、ひとつのメリットがある。小さなひらめきが舞い降りるのだ。

たとえば2008年、健康に関する行動の専門家ケネス・レズニコウは、複雑系の専門家スコット・ページとともに、薬をやめる、運動を始める、健康的な食生活を始めるなど、人々が突然行動を変える理由を調べた。[14] その結果、人々が突然行動を変えるのは、変わりたいという欲求が少しずつ高まっていったためではなく、クリエイティブなプロセスや突然のひらめきによってモチベーションがふと「舞い降りて」きたためであることがわかった。こうした変化は計画して起こるわけではない。むしろ、「その人に内在する知識や考え方が思いがけない形で合体し、モチベーションの嵐へと変わる」のだ。

これはクリエイティブなモチベーションであり、私たちの知るような「意志」とはちがう。ジムに行きたいけれど行けない人には、クリエイティブなモチベーション、つまり「モチベーションの嵐」が必要だ。糖質を控えたいけれどついアップルパイを食べてしまう人にも、やはりクリエイティブなモチベーションが必要だ。欲求を我慢できる恵まれた人々も少しはいるが、ほとんどの人にとってはクリエイティブなモチベーションだけが頼みの綱なのだ。

混沌をどしゃぶりの雷雨と見るのか、それとも心地よい噴水と見るのかはあなた次第だ。独り言はそうした視点の切り替えに役立つだろう（「この怒濤の要求を、暑い夏の日の水浴びと考えよう」）。混沌を避けるよりも、混沌を観察する（さらには混沌について考える）ほうがはるかに効果的な場合も多い。

実例がある。1964年、ニュージャージー州のふたりの天文学者アーノ・ペンジアスとロバート・ウィルソンは宇宙地図を描くため、明るい星の存在しない宇宙の広大な領域を調べはじめた。[15] ふたりは銀河系の放射を詳しく調べようとしたが、何もない広大な空間からやってくる音を拾うためには、きわめて感度の高い受信機が必要だった。彼らは古い電波望遠鏡を改良し、宇宙からやってくる信号が少し大きく聞こえるよう、増幅器と較正システムを取りつけた。

ところが困ったことに、電波望遠鏡を空のどの方向に向けても、観測を妨げる絶え間ないバックグラウンド・ノイズ、つまり一種の雑音が聞こえてきた。これがどれだけ腹立たしかったかは想像できる。テレビで楽しみにしていた試合を観ているとき、解説がときどき雑音に変わったらイライラするだろう。この雑音の原因は？　マンハッタンの雑音なのか？　ハトがアンテナに落とした糞のせいなのか？　どれだけ考えても原因はわからなかった。ノイズを取り除けなかったふたりは、この混沌をありのまま受け入れ、必要なデータを収集してみることにした。しかし、ふたりは微弱な電波エコーと雑音を区別できなかった。彼らは実験を中断したが、引き続きこの雑音の発生源について考えつづけた。

1965年、ペンジアスはプリンストン大学の原子物理学者ロバート・ディッケに連絡し、この雑音について意見を求めた。前々からビッグバンの証拠を探し、望遠鏡まで自作していたディッケは、すぐさまその正体を悟った。宇宙の誕生時から残る放射だ。彼のこの見解が発端となり、ビッグバン理論を裏づける調査・研究が進められた。

1978年まで時計の針を進めてみよう。ペンジアスとウィルソンはその驚くべき〝偶然〟の発見により、ノーベル物理学賞を受賞。混沌のなかでは、いじくり回しているうちに物事の意外な意味が明らかになることも多いのだ。

多くの企業は、「制御された混沌」がイノベーションに不可欠であることを認めている。彼らは絶えず変化するユーザーのニーズにしっかりと注意を払う。初めから綿密な計画を立てたりはせず、柔軟性を残すのだ。特に、低コストですばやくテストができる場合には、新しいアイデアを次々と出すこともためらわない。無数の新しいアイデアが出ると、その大半はすぐに失敗するが、有望なアイデアは開発の次のステージへと進む。このアイデアの高い回転率と制御された混沌こそが、企業に影響力と競争力を維持する勢いを与えている。

この考え方を理解するためには、追い風を利用してスピードを上げるパイロットや、強風のなかで船を自由自在に操るベテランの船乗りを想像してみてほしい。同じように、あなたも脳の混沌を活かすことはできる。反射的に安全な場所に避難したり、帆を下ろしたりする代わりに、変化の風に身を委ね、前進するための追い風として活かしてみてはどうだろう。

▼②「ひらめき」に身を委ねる

創造性を養い、ひらめきに身を委ねるうえで重要なのは、外界からしばらく意識を切り離し、あなた自身の内なる意識の流れにアンテナを向けることだ。

芸術家は自身の作品や創造プロセスについて語るとき、明確なアイデアや集中的な思考だけを頼りにはしないとよく言う。むしろ、明確なアイデアとあいまいさ、さらには疑念が混じりあっていることのほうがふつうだ。それどころか、このあいまいさが決定的な役割を果たすことさえある。事実、クリエイティブな人々は、矛盾やあいまいさを解決しようとするよりも表現しようとすることのほうが多い。

私たちは意味や理解を追い求めるなかで、あまりにも性急に自身の体験の意味を理解または分析しようとして、うっかり肝心の体験から遠ざかってしまうことがある。最悪の場合、体験の意味が理解できない、あるいはその体験が自分の人生にとって重要でないと即断し、体験自体をやめてしまうこともある。そうすると、創造のプロセスは台無しになってしまう。

ひらめきは「マインドポップ」という形で生じることが多い[16]。マインドポップとは、何が発端なのか自分でもわからない突然の思いつきのことだ。しかしひらめきには、私たちが区別し、活用することのできる3つの段階がある[17]。

ひとつ目は、五感を通じて何かを美的に鑑賞する段階。ある人にとっては日光浴かもしれないし、別の人にとっては砂浜の散歩、つまり足の指のあいだに砂の感触を感じたり、空中を漂う潮や海草の香りを嗅いだりすることかもしれない。また別の人にとっては、映画『セクレタリアト／奇跡のサラブレッド』を観て、偉大な競走馬が三冠を達成する瞬間を見ることかもしれない。こうした体験を〝収集〟したり記憶したりして、いつでも使えるようアイデアの〝道具箱〟にしまっておけば、ひらめきが必要なときに毎回知恵を絞り出さずにすむ。

ふたつ目は、そういう感覚が引き起こされている状態で、心をさまよわせる段階。この段階は「受動的な喚起」と呼ばれる。美的な鑑賞にひたる時間と許可を自分自身に与えてやると、あなたの内側でひらめきが巨大なシャボン玉のように膨らんでいき、あなたに一種の催眠術をかける。あなたの創造性を引き出すのに必要なのは、まさにこの力だ。

3つ目は、そのひらめきを行動に移すためのモチベーションを手に入れる段階。心のなかでひらめきのシャボン玉を膨らますためには、そのシャボン玉に息を送りこみつづけることが必要になる。その原動力は、何か新しいことをしたいという欲求だ。欲求を自然と生み出すのは難しい場合もあるが、欲求を養うためにできることはたくさんある。

たとえば、あなたと同じ情熱を持ち、その情熱に命を吹きこんでくれるオンライン・コミュニティを見つける。あなたと同じ興味を持つ地域のグループを探す。創造活動があなた自身の幸福、生きる意味や目的とどうつながっているかを考える。こうしたグループや思考はモチベーションを維持する活力になるだろう。

創造活動への欲求を養う方法はほかにもある。たとえば、あなたの興味を惹く目新しいモノを探す。オフィスに目新しくて美しいモノを置くのでもよいだろう。また、絵を描くという方法もある。あるとき、私の友人は玄関のタイルにオリジナルの模様を描くと決めた。あまりきちんとやろうと意識しすぎないほうがいい。パブロ・ピカソは見たとおりではなく思ったとおりに絵を描くと述べたことで有名だ。あなたも自分の思考を絵にしてみよう。どうなるかはできてからのお楽しみだ。

▼③「象徴化」の練習を積む

脳に白黒思考ではなくより柔軟な思考をさせるひとつの自然な方法として、「象徴化」がある。[18] 象徴や記号は、具体的な問題をより扱いやすい形に変え、表現したものだ。

象徴や記号はあなたが思うよりも生活に浸透している。私たちは「＋」「＝」といった数学的記号をよく使うし、そもそも単語は何かを簡略的に表現するための一種の記号といえる。子どもはよく象徴的思考を用いる。まるで料理をつくるように泥をこねたり、スーパーヒーローのマントのようにタオルをまとったり、木の棒を剣に見立てたりする。

大人の場合、象徴的思考は恋愛関係を断ち切るのに役立つこともある。たとえば、元恋人の写真をボトルに入れ、海に流すことで、象徴的な意味で相手のことを忘れ、悲しみを癒すきっかけにするのだ。

あなたの知っているものを象徴として用いて、あなたの知らないものを表現することもできる。たとえば、あなたは組織内の部門間の連携を高めたいと考えているが、どうしていいのかわからない。こんなとき、部門間の連携を象徴するものへと目を向けると便利かもしれない。脳のなかでさえ右脳と左脳、集中回路と非集中回路が連携し、考える脳と感じる脳が会話できるのなら、デザイナーとプログラマーだって連携できるはずだ。

ところが、恐怖が脳を支配していたり、脳が認知のリズムを失い、集中と非集中を切り替えられずに集中一辺倒に陥ったりしていると、脳は「部門間の連携」をやめてしまう。そのことに気づけば、部門間の連携にまつわる恐怖を和らげたり、両チームが計画の実行（集中）の前にもっとブレインストーミング（非集中）を行えるようコミュニケーション方法を見直したりすることができるかもしれない。

象徴や記号は未知のものに対処するときにも便利だ。たとえば、室内の机の配置を考えているとしよう。机を間取り図にあらかじめ描きこんでしまうと、もう動かすことは考えにくくなる。しかし、Xという変数で表わせば、壁や暖炉の位置と関連づけ、机の配置を思い描きやすくなる。細部にこだわるのをやめ、創造的思考を発揮できるようになるのだ。「単純化された意味構造」とも呼ばれる象徴や記号は、創造活動を促す働きがある。[19]

比喩はアイデアに命を吹きこむ暗示的なたとえであり、言葉による象徴化だ。[20] 比喩は心の混沌を手なずけるのに役立つ。たとえば、「ジェットコースター体験」と言うほうが「混沌の縁《ふち》」と言うよりもずっと理解しやすいだろう。「人生はチョコレートのアソートセットみたいなもの」というのは史上最高の比喩かもしれない。どんな味かは食べてみるまでわからないが、甘いことだけはまちがいない。

また、あなたの直面している問題を「壁」にたとえる手もある。その問題への対処方法を考えるときは、壁の比喩を広げてみよう。壁に穴を開けるのか、壁をよじ登るのか、壁を迂回するのか、壁の下にトンネルを掘るのか？　こうした創造プロセスはどうしても抽象的になるが、比喩は脳の働きを変化させるきっかけになる。DMNが活性化し、クリエイティブな解決策が見つかりやすくなるのだ。

比喩のクオリティが高ければ高いほど、新しい体験を受け入れる脳の領域が活性化する。[21] 斬新で、飛躍性が高く、巧みな比喩ほどクオリティは高い。これはかなり主観的な基準ではあるが、その比喩が有効かどうかを確かめるのに役立つ。

だから、頭の体操のひとつとして比喩に次々と改良を重ねてみよう。たとえば、あなたが直面している創造活動の問題を「壁」ではなく「のぼり坂」にたとえることもできる。それでもピンと来ないなら、「バンパーカーの運転」や「難コースでのスキー」にたとえる手もあるだろう。しかし、バンパーカーだとちょっとふざけすぎだし、スキーだと危険すぎる。

そこで、問題を「究極のカクテルづくり」にたとえてみてはどうだろう。何種類かの割り材を試し、味見を繰り返す。酔っぱらいすぎないように味見と味見の間隔を十分に取り、ありきたりな味にならないよう何種類もの割り材を試してみる。なかなかうまい比喩だ。比喩の好みは人それぞれだが、こうした比喩遊びによってクリエイティブな脳の領域が刺激を受けるのはまちがいない。

▼④「思考のレンズ」を切り替える

状況を分析するとき、人間は「分割的思考」と「併合的思考」のどちらかを行っている[22]。創造的思考はその両方を含む。分割的思考は細部に着目するが、併合的思考は一歩後ろに下がって全体像をとらえ、物事を共通項でくくって理解しようとする。たとえば、あなたが離島の住民を調査する人類学者だとしよう。併合的思考では、人々をひとまとまりにし、住民を俯瞰でとらえる。分割的思考では、物事のちがいに着目し、人々を年齢、性別、住んでいる村で分類する。

この考え方がどう役立つかを見るために、「心」と「体」という概念を例に取ろう。長年、医師や科学者たちは心と体を人体の別々の部分ととらえていた。このふたつに明確なつながりはないと考えるのが典型的な分割的思考だ。

たとえば、腸や腸内細菌は、脳、心の健康、気分とはまったく別個のものだった。腸と脳を区別するのは、それぞれを専門的に考察するのには確かに役立つが、そのふたつが体内でつながっているととらえることで、驚くような新発見も生まれてきた。今では、脳まで到達してその人の憂うつ感や不安に影響を及ぼす腸内細菌からの信号を検出することができる。[23] 近年の実験によれば、かつて脳の障害だと考えられていたパーキンソン病が、迷走神経を通って腸から脳へと伝わっている可能性が明らかになりつつある。[24] 迷走神経を切断した人々は、パーキンソン病の発症率が半分になったのだ！

そうはいっても、分割的思考にも価値はある。２０１２年、心理学者のトニー・マキャフリーは「ジェネリック・パーツ法」という手法について説明した。[25] これは創造的思考を妨げるものを乗り越えるための分割的思考であり、次のような疑問について考える。

私の見ているモノをもっと細分化できないか？

そこに使い道は隠れていないか？

典型的な問題の例として、マキャフリーは人々に2個のスチール製リング、1個のマッチ箱、1本のろうそくを手渡し、丈夫な8の字形の図形をつくるよう指示した。ほとんどの人はろうをマッチの火で溶かし、ろうで2個のリングをくっつけようとするが、リングはどうしてもばらけてしまう。しかし、ジェネリック・パーツ法を使えば、問題解決につながる発想の飛躍を行うことができる。ろうそくはろうと芯に分解できる。ろうの部分をすべて溶かしきれば、芯は2個のリングを結びつけるひもとして使うことができる。ジェネリック・パーツ法を教わった人々はそうでない人々と比べ、同種の問題の正解率が67パーセントも高かった。

▼⑤「ふつう」を超越する

「経験への開放性」は、広く研究されているクリエイティブな人々の性格のひとつだ。[26] この特徴を持つ人々は想像力が豊かで、変化を好み、知的好奇心が強い。美の感受性が高く、自分の内なる声にしっかりと耳を傾ける。一方、〝標準的〟な人々は従順で、勤勉で、感情の起伏が少ない。[27] 逆説的だが、〝標準的〟な状態にある人々の脳はクリエイティブでなくなる。経験への開放性がほとんど（あるいはまったく）なくなってしまうのだ。

新しい経験に対して開放的な人々ほど、脳のＤＭＮは効率的に機能し、脳内で無秩序よりも秩序が生まれている。[28] ある意味、新しい経験を受け入れられる人は、〝標準的〟な状態にある人と比べて、流れに逆らうのではなく流れに身を委ねて泳ぐことができる。つまり、新しい経験を受け入れれば、人生の紆余曲折をクリエイティブにくぐり抜けられる可能性が高まるのだ。

新しい経験を受け入れるといっても、スカイダイビングをしたりサメと泳いだりする必要はない。必要なのは認知の飛躍、つまり物事や結果をコントロールしようとするのをやめることだ。おそらくヴィック・ムニーズはこの気質を持っているのだろう。彼は22歳のときに不慮の事故にあい（けんかを仲裁しようとして足を撃たれた）、示談金を手に入れた。彼はそのお金を元手に、芸術家として一旗揚げるため、以前からの夢である渡米を決意した。[29]

アメリカで何をするのか、何が見つかるのかはわからなかったが、それを見つける心構えは持っていた。ムニーズは比喩的な意味でも文字どおりの意味でも〝飛躍〟したのだ。発見とは必ずしも目の前にある新しいものを見つけることではなく、もうすぐ見つかりそうなものに目をつけることでもあるのだ。

▼⑥「直感」に耳を傾ける

直感とは、まだ意識へと到達していない生理機能の微細な変化をとらえる脳の能力であり、まだ思考という形になっていない肉体的な感覚のことだ。[30]直感をつかさどる脳のネットワークが、そうした微細な感覚を拾い上げ、思考する脳によってまだ解釈されていない、直感的な理解を生み出す。[31]この直感はきわめて重要な情報であり、説明不能だからといって無視してはいけない。

直感を無視するのではなく効果的に扱うひとつの方法として、一歩下がって直感に耳を傾けるというものがある。胸の奥がふつふつと滾《たぎ》っているのはなぜなのか？　不安を感じるのはなぜなのか？　ひとつかふたつ仮説を立てることもできるかもしれない。しかし、あなたの直感がまったく説明不能なものであっても、そこであきらめてはいけない。好奇心さえあれば、脳は探偵になりきり、あなたの直感を裏づける証拠をかき集めはじめる。「連続仮説検証」と呼ばれるプロセスを通じて、脳は内なるデータ探しに身を委ね、少しずつ情報のかけらを集めていく。[32]そして十分な情報が集まると洞察が生まれる。こうした洞察は、思考する脳を使って洞察を探しているときではなく、洞察を生み出すのに必要なデータ量を上回ったときにパッと生まれることが多い。この洞察の積み重ねは、創造活動において脳の混沌の縁を渡り歩くのに必要な方向性を与えてくれる。

直感をうまく扱うもうひとつの方法が「予測的推論」[33]だ。証拠を探すのではなく、まず結論を出してからその結論を検証するのだ。考える前に行動する、決断を下したあとで検証するのと似ている。

たとえば、情報機関が近年のテロリストの侵入地点に関するデータを照合していて、行き詰まりに陥ったとする。しかし、あきらめるわけにはいかない。少なくとも、テロリストの次なる侵入地点とタイミングを予測するしかない。そこで、明確な理由はないが、彼らはとりあえず直感で国境X、Y、Zを3つの最有力候補として挙げる。そしてあとから、その直感をデータで合理的に説明するわけだ。

彼らの予測がはずれたとしても、少なくともテロリストが侵入しそうもない場所という新たなデータは手に入る。そうすれば、可能性を見直し、たとえばP、Q、Rという別の国境地点を候補に挙げることができる。そしてデータと直感が一致したら、国境警備計画を実行に移す。実際、情報機関はこのような逆向きのプロセスを何度となく実行している。恋愛関係に関する選択でも、同じことがたびたび行われる。まずは直感で相手を選び、恋愛が進展するにつれてその相手を選んだもっともらしい理由を推測する。そして十分な証拠が集まれば結婚し、集まらなければ関係を絶つ。

この場合、あなたはすでに結論を出しているのだが、答えをいじくり回して正しいかどうかを確かめている。そして結論を修正し、また答えをいじくり回してみる。何度か修正を繰り返すと、満足できる結論に到達する。これこそ何かを創造する効率的な方法であり、多くの場合は時間の節約になる。

直感をうまく扱う「連続仮説検証」と「予測的推論」というふたつのツールをあなたの心の道具箱に入れておけば、あなたの脳は注意を内側に向け、サーチライトを照らしてデータを探すようになるだろう。

HINT!

「マインドポップ」を歓迎しよう

非集中はあなたをお決まりの習慣から解き放ち、新しい発想を刺激する。脳がその作業を行っているという自覚があなた自身になくても、あるときアイデアやクリエイティブな解決策が意識に自然と浮かび上がってくる。知識の断片、言葉、画像、メロディが突然「マインドポップ」という形で現れるのだ。

こうした「突然の思いつき」は一見するとランダムに思えるが、思いつきが浮かぶと、新しい経験を受け入れているときと同じ脳の領域が活性化することがわかっている。[34] 皿洗いや芝刈りのような非集中タイプの軽作業が思いつきにつながることが多い。こうした思いつきはたとえ取りとめのないものであっても、クリエイティブな脳が働いているという証なのだ。

「かじる」をマスターして新しい組み合わせを発見する

何かを「かじる」という言葉には悪い印象がある。表面的。浅い。中途半端。ひとつの物事に本気で取り組まないのは時間のムダ。そんなイメージだ。しかし、すべては程度の問題で、何かをかじるのも、ある程度までならあなたの創造性や人生にとって明らかなプラスになる。

ヴィック・ムニーズは「かじる」ことのメリットを証明している生きた見本だ。[35]

彼はブラジルから渡米する前、広告業界で働いていたし、ニューヨークでは額縁職人として働いていた。彫刻、絵画、写真に手を出したこともある。彼の作品にはこうした旅の影響が見て取れる。広告業界での経験は日常的なモノやブランドが持つ力に対する意識を高めただろうし、他人の作品に額縁をつける経験はバランス感覚を養っただろう。鏡のような表面を持つスチール製の巨大なバルーン・アニマルで有名なジェフ・クーンズの作品を見て、彼はさまざまな媒体を組みあわせ、日常的なモノをアート作品に変えるという発想を得た。

アップルの創設者で元CEOのスティーブ・ジョブズも、「かじる」ことの価値を証明しているひとりだ。彼は2005年の有名なスタンフォード大学でのスピーチで、興味のある授業だけを聴講するためにリード大学を中退したと話した。そのうちのひとつがカリグラフィとタイポグラフィの授業だった[36]。当時、彼はこの知識をどう活かせばいいのかわからなかったが、10年後に初代マッキントッシュ・コンピューターをデザインするとき、聴講した授業で学んだ知識を活かした。もしこの授業を聴講していなかったら、マッキントッシュには複数の書体も均整の取れたフォントも存在しなかったかもしれない。

興味のある物事をかじったことは、たとえすぐには役立たなかったとしても、長期的に見ればジョブズの人生にとって大きなプラスになったわけだ。

それから、アルベルト・アインシュタインやパブロ・ピカソのような独創的な偉人たちはどうだろう？　クリエイティブといっても、ふたりはまったく異なるタイプに見えるが、科学者と芸術家の脳は、特に複雑な感覚、思考、感情を統合する領域で同じような反応を示す。[37] どちらの脳もＤＭＮが高い活動レベルを示しており、アイデアの深みだけでなく関係性も重要であることを実証している。「かじる」ことの意味はそこにある。何かをかじることで、参考になる経験、関係づけられる対象がひとつ増える。そして、それがあなたの探している欠けたピースであることもあるのだ。

アインシュタインとピカソは互いに会ったこともなかったが、ふたりとも数学者、物理学者、哲学者のアンリ・ポアンカレの影響を強く受け、アインシュタインは自身の研究グループ、ピカソは前衛的な文学者仲間たちとポアンカレの理論について議論を交わした。[38] アインシュタインはポアンカレの見事な数学理論や科学理論を発展させ、独自の相対性理論を思いついた。ピカソも、すべてのものを同時に見ることができるポアンカレの4次元のアイデアについて聞くと、刺激を受けた。彼の絵画作品『アヴィニョンの娘たち』は、ひとつの顔をふたつの視点（正面と横）から同時に描いている。まさに4次元だ！

アインシュタインもピカソもいろいろなことをかじった。アインシュタインは美学の理論に大きな影響を受け、フロイトの著作に魅了された。ピカソは写真やX線技術に強く影響を受けた。ふたりともこうした面白半分の趣味を突き詰めようとはしなかった。彼らは自分自身の好奇心に身を委ね、自分自身の反応を確かめ、そうして得た発想について仲間たちと語りあった。その結果、世界を変えたのだ。

何かを「かじる」という決断が結果的に重要な選択になることもある。それは新しいことを試し、また学生に戻ることを意味する。そういう意味では視野が広がるし、たとえそれが日々の仕事とは無関係な非集中タイプの活動だとしても、「経験への開放性」を養うきっかけになる。これは創造性の必須条件であり、慣れきったぬるま湯の環境から足を踏み出す絶好の方法でもある。

何かをかじるのは、数秒間だけ深く潜り、すぐに浮き上がってくるのと少し似ている。ほんの一瞬かもしれないが、奥深く刺激的な体験ができる。その一瞬に没頭することができるのだ。

HINT!

興味のあるものに次々と首を突っ込もう

あなたの才能や興味を狭くとらえたり、あなたの性格を固定してとらえたりするのはよくない。

まずは、あなたという人間を特徴づけるもの、あなたが興味を持っているものをいくつか書き出してみよう。あなたの持つ興味どうしを結びつける方法がすぐに見つかったのなら、おめでとう。あなたの持つ能力どうしを結びつける方法がすぐには見つからなかったとしたら、何かをかじる、昼寝する、夢想する、散歩するなど、本章で紹介した創造性を呼び覚ます活動を行い、あなたの興味や能力どうしを隔てている壁を取っ払おう。

何かを少しだけ「かじる」ことで、あなたの別々の部分をつなぎあわせる〝接着剤〟が見つかることも少なくない。マラソンをする、音楽のレッスンを受ける、音楽をミックスする、陶芸にチャレンジするなど、なんでもいい。きっと人生に彩りを加え、満足感を高められるはずだ。
だから、興味のある物事はなんでもかじってみて、成り行きを見てみよう。ただし、あなたが共感し、自分にとって重要だと思えるものを選ぶことが大事だ。

▼趣味こそが創造性を解放する

趣味を持つというのは、何かを「かじる」手段としてはおそらくいちばん社会的に認められている行動だろう。本業とは別の興味を持つということは（趣味はその定義からして本業ではない）、その趣味にすべての時間をかけなくてもいいと認めることでもある。ただし、だからといって趣味を必要以上に軽く見るべきではない。ひとつに、1日何時間か趣味を楽しむことで、将来的に認知症を予防できるかもしれない。そして、将来だけでなく現在にも役立つ。それを証明しているのが、組織心理学者のケヴィン・エシュルマンらによるふたつの研究だ。[39]

ひとつ目の研究では、さまざまな職業（経営、教育、管理、経理など）につく341人が、本業以外の創造活動に関するアンケートに回答し、自分の仕事ぶりを自己評価した。その結果、多くの創造活動に従事している人々ほど自分の仕事ぶりを高く評価した。

ふたつ目の研究では、アメリカ空軍の現役の大尉92人が同様のアンケートに回答し、さ、らにほかの人々にも仕事ぶりを評価してもらった。この場合も、多くの創造活動に従事している人々ほど自分自身および他者からの評価が高かった。

生理学教授のロバート・ルート・バーンスタインの重要な研究でも、趣味の価値が裏づけられている。[40]ルート・バーンスタインらは１９５８年から１９７８年にかけて４回、40人の男性科学者を対象に、仕事の習慣、時間の使い方、趣味、考え方といった話題に関するインタビューを実施し、科学者たちの研究の影響力を引用の数で評価した。結果は明白だった。視覚的思考、思考だけでなく行動を通じた学習、芸術や音楽といった要素を含む趣味は、とりわけメリットが大きかった。

面白いことに、この研究で特に低評価だった科学者たちは、自身の研究の影響力を高めないような活動に勤しんでいた。一方で高評価の科学者たちは、同じ趣味をやるにしても、それになんらかの目的を見出していた。つまり、両者のちがいは趣味に対する視点にあったのだ。

HINT!

プロフィールに「兼」を並べて才能を伸ばそう

もっとシンプルな生活を送りたいと思い立ち、断捨離を実践する人が増えている。身の回りの物事を必要最低限まで削っていくのが断捨離だ。この行動になんら悪いことはない。しかし、あなた自身にまで断捨離を実践すると、自分自身の可能性を大きく狭めることになってしまう。熱中できる趣味と別の分野での能力を両立できるとしたら、どうだろう？　あなたの才能と興味を融合する方法があるとしたら？

キリン・シンハという女性の心強い例をご紹介しよう。[41] 2012年、マサチューセッツ工科大学4年生のとき、彼女は理論数学、電気工学、コンピューター科学を専攻し、副専攻で音楽を学んでいた。大学の書類上は科学が専攻、音楽が副専攻となっていたが、両方とも彼女のアイデンティティにとっては欠かせない活動だった。彼女は科学者兼ミュージシャンであり、どちらか一方だけを選ぶことなどできなかった。だから、選ばなかった。

シンハは3歳のころからインドの古典舞踊を学んでおり、ダンスが数学に必要な自信ややり抜く力を与えてくれると考えた。彼女は自身の興味と信念を融合するため、数学に苦労している6〜7年生の少女を対象にしたダンスと数学の無料プログラム「SHINE」を開始。8週間のプログラムはダンス経験を持つ同大学の学生が担当し、生徒たちはヒップホップ・ダンスやジャズ・ダンスなどを学んだ。また、少女たちはxがターン、yがヒップポップというふうに、振付を数式で表記することで、ダンスから数学の概念を学んでいった。

「こうすると、$3x+2x$は同じ動きを5回連続で行うこと、といったことが理解できるようになるのです」とシンハは言う。

「許す」とクリエイティブな自分が現れる

古代ギリシャ人は「さまよう」という行為を一種の堕落ととらえ、アテナイ人の安定や文明の対極と位置づけた。[42] イタケーの王オデュッセウスは、「人間にとって放浪ほど惨めなものはない」と述べた。ギリシャ神話に登場するテーバイの王オイディプスは、父親を殺し、母親と関係を持ったことが発覚すると、放浪の人生を送ることを余儀なくされた。

それからおよそ2500年後の現在、私たちは放浪を罰として用いることはなくなったが、いまだに心の放浪を悪とみなす傾向がある。

2008年、心理学者のマシュー・キリングワースとダニエル・T・ギルバートは、人々の1日の思考、感情、行動を追跡するスマートフォン技術を開発し、心がさまよう頻度とそのときの感情を調べた。[43] その結果、人々は全体の46・9パーセントの時間、目の前の作業以外のことを考えており、そのことでかなり罪悪感を抱いていることが判明した。この感覚は、誰もがわかるのではないだろうか？

確かに、なにげない心のさまよいは自律の感覚や生産性を低下させることがある。見知らぬ土地を運転したり感謝祭向けの夕食をつくったりしているときに、思考がふらふらとさまよってしまっては困る。しかし、クリエイティブな人々の多くが、心のさまよいや夢想が自身の発見にとって重要だったと証言している。

2006年にノーベル文学賞を受賞したオルハン・パムクはこう記した。「単なる物語ではなく、未知の方角から吹きこんでくるひらめきに呼応し、それを積み重ね、私たちが気晴らしのためにつくり上げた夢想のすべてを活かして、意味のあるひとつのまとまりへと紡ぎ上げていく小説というものは、なんのためにあるのだろうか」[44]

もちろん、集中が創造活動においてなんの役割も果たさないというわけではない。当然、『アヴィニョンの娘たち』を描くピカソや、会社を黒字に転換させようとしている起業家が創造性を発揮するためには、一定の集中が必要だ。しかし、集中というのは程度の問題だ。一心不乱に集中する瞬間もあれば、心のさまよいを許す瞬間もある。ここで大事なのは「許す」という言葉だ。心のさまよいや夢想が特に効果を発揮するのは、きちんとした規律のもとでそれを行っているときなのだ。

▼計画的な夢想で疲労を回復し、感受性を高める

職場で窓の外をボーッと眺めるのは心地よいかもしれないが、創造性や生産性を高める理想的な方法とはいえない。

夢想に陥るのは、認知機能が疲労で限界に達しているというサインだ。脳が休息を求めていて、まるで断崖絶壁から落ちるように勝手に休憩を取るわけだ。しかし、計画的な夢想は有意義で疲労を回復する効果がある。断崖絶壁から自分で水に飛びこむようなもの

だ。ひとつ目の夢想はコントロールがきかないが、ふたつ目の夢想は想定されたものであるばかりか、計画的でもある。

こうした目の前の作業からの意図的で計画的な逃避は「意志的夢想」と呼ばれ、経験への開放性を高める。[45]つまり、新しいアイデアや感覚に対する好奇心や感受性を高めることが証明されているのだ。

2012年、認知心理学者のベンジャミン・ベアードらは、レンガ、爪楊枝、ハンガーといったモノの意外な使い道を見つける能力をテストした。[46]研究者たちは短時間で独創的な使い道をなるべく多く見つけ出すという課題を出した。2分間を1単位として4つのグループに実験を行い、ひとつを除く全グループに12分間の休憩を与えた。休憩中、ひとつ目のグループは集中力を要する作業を行い、ふたつ目のグループは集中力を要さない作業を行った（集中はしていなかったが、夢想する余裕はあった）。3つ目のグループはまるまる休憩を与えられ、4つ目のグループはまったく休憩を与えられなかった。どのグループがもっともクリエイティブだったか予想してみてほしい。

……正解は、ふたつ目のグループだ。

編み物、花壇の種まき、美術館での芸術鑑賞、人間観察など、集中力を要さない仕事や軽作業の最中に、計画的に夢想を行うのが上手な人もいる。もしあなたの選んだ作業があなたにとってきついものだとしたら、夢想する余裕はない。作業が完了するまでずっと集中力を保つ必要があるだろう。

〝窓の外を眺める〟時間を計画するのも時として有効だが、夢想する内容や長さについてきちんと考えることが大事だ。たとえば、近々行うスピーチの準備をしているなら、タイマーを5分間にセットし、頭のなかで一所懸命スピーチの内容を練るだけでなく、講堂の様子や、終了時のスタンディング・オベーションの感覚を想像するといいだろう。

▼意識的に「立ち止まる技術」を身につける

あなたが夢想している瞬間を思い出してほしい。すると、夢想には毎回明確な順序があることに気づくだろう。

神経科学に関する論文を記しているレベッカ・マクミランによると、夢想は3つの繊細な段階で構成されているという[47]。

ひとつ目は、集中を解くと「決意」する段階（ペンを置いて編み物を始めるなど）。

ふたつ目は、非集中モードに頭を切り替える直前、注意を「切り離す」段階（今から夢想を始めるぞと意識する段階）。

3つ目は、実際に集中的な作業をやめて心を非集中モードに切り替え、本格的な夢想にふける段階。この段階まで来ると、あなたは夢想にふける許可を自分自身の心に与えている。オンライン・カレンダーのリマインダーや時計のアラームがいずれ現実に引き戻してくれるという安心感にひたっているので、自分の心がさまよっていることにふと気づいても焦ったりはしない。ブログ「ブレインピッキングス」を立ち上げたマリア・ポポーワは、この3つの段階をうまくやってのける能力を「立ち止まる技術」と呼んでいる[48]。

たとえば、あなたが1時間近く論文を書いているのに、まったく筆が進まないとしよう。あなたはペンを置き（またはコンピューターを離れ）、編み物、ガーデニング、爪磨きなど、あなたにとって負担のない作業を選ぶ。あなたはその作業に身を委ね、独り言のひとつでも言いながら、論文の執筆が進まない罪悪感やイライラを頭から振り払う。

大事なのは、すぐにまた論文の執筆へと戻るためにいったん立ち止まっているのだと自分に言い聞かせることだ。つまり、小休止を取ることをあなた自身に許してやるのだ。軽作業中に論文のことを考えてしまっている自分に気づいたら、心を夢想の状態へと引き戻そう。これを何度か練習すれば、無意識にできるようになるだろう。

HINT!

集中を解いて、完璧主義の魔の手から逃れよう

ほとんどの作家がある時点で経験するのが、「ライターズ・ブロック」と呼ばれる恐ろしい創作の壁だ。思考を言葉で表現することに躊躇してしまうせいで生じる場合もあれば、いくつかの筋書きのあいだでジレンマに陥り、〝不正解〟を選ぶのが怖くて身動きが取れなくなってしまうケースもある。また、完璧主義に陥っている場合もある。あなたの内なる編集者が一点の曇りも許してくれないケースだ。あるいは、まったくアイデアが思

い浮かばない場合もあるだろう。
ライターズ・ブロックは、前頭葉（クリエイティブなアイデアの創造や評価にかかわる脳の重要な領域）の一部の機能障害と関連している。[49] この領域は、脳卒中で言葉がうまく出てこなくなったり、抑うつや不安を抱えたりしている場合に損傷を受けるのと同じ領域だ。
ライターズ・ブロックを乗り越えるには、いったん集中を解いて思考の堂々巡りから抜け出す必要がある。[50]
たとえば、完璧主義の魔の手から逃れるために、文章の途中から書きはじめる作家もいるし、確実に決まっているエンディングや結論から書きはじめ、残りの部分を埋めていく作家もいる。いずれも、ちょっとした混沌をスパイスにして脳を行動へと駆り立てる手法だ。クリエイティブな脳にエンジンをかけるには、どんな混乱もムダにはならないのだ。

▼「散歩」で連想能力を飛躍的に上げる

創造的思考は、「さまよう心」だけでなく「さまよう肉体」によっても刺激することができる。

2012年、心理学教授のアンジェラ・K・リョンらは、既存の枠組みからはみ出すような自由な発想は、その人が文字どおり身体的に自由であることと関係があるかを調べた。[51] リョンらは一辺が1メートル半の立方体の箱をつくり、集めた被験者40人をひとりずつ呼び出した。被験者の半分を箱の内側に、もう半分を外側に座らせ、「遠隔連想テスト（RAT）」を受けてもらった。このテストは3つの単語を見て、3つすべてに関連する4つ目の単語を答えるというものだ。その結果、箱の外側に座った人々は内側に座った人々と比べ、正解率が高かった。

また、空間内の肉体の位置が重要であることを裏づけるため、リョンらは人々を3つのグループに分けてテストした。テストを受けているあいだ、ひとつ目のグループは四角を描くように歩き、ふたつ目のグループは自由気ままに歩き、3つ目のグループはずっと座っていた。その結果、自由に歩いたグループのほうが残りのふたつよりも成績がよかった。

さらに、屋外を歩くともっとも創造性が刺激されるようだ。別の研究グループによる調査の結果、屋外を歩くことで、モノの別の用途を思い浮かべるテスト（情報をすばやく呼び出す必要がある）の成績が81パーセント、遠隔連想テストの成績が23パーセントもアップした。

腕の動きも重要らしい。ぎこちない腕の動き（ジグザグしたパターンをなぞる動き）と比べ、なめらかな腕の動き（8の字形を繰り返し指で描く動き）のほうが、クリエイティブな発想、柔軟な思考、飛躍した連想の能力を高めることがわかった。[52] 飛躍した連想の能力は、その人が物事の関連性を見つけられるという証なので、創造性を測るひとつの目安となる。

なので、創造力が必要な問題を解決したいなら、腕をなめらかに動かしながら、屋外を自由気ままに散歩するといいだろう。この手法は詩を書いたり作曲したりしているときだけでなく、新しいイノベーション、お金の問題の解決策、さらには厄介な恋愛の悩みの解決方法を考えているときにも役立つ。

たとえば、細かいことに口を出してくる厄介な上司には、クリエイティブに対処する必要があるだろう。オフィスから彼女の家に向かうとき、普段とはちがう道を歩いたほうが、解決策が思いつきやすくなることもある。くだらないと思うだろうが、少し遠回りをしたり、腕を振って歩いたりするだけでも、驚異的な結果につながる場合もあるのだ。

「睡眠」で最強の問題解決力を手に入れる

創造力の泉を噴き上がらせるのが運動だとすれば、そもそもその泉に水を溜める働きをするのが睡眠だ。

単純化すると、睡眠にはふたつの段階がある。[53] 最初の段階がノンレム睡眠（急速眼球運動を伴わない睡眠）、次がレム睡眠（急速眼球運動を伴う睡眠）だ。睡眠全体を通じてこのふたつの段階が交互に現れ、レム睡眠の時間が少しずつ延びていく。レム睡眠の最中は夢を見ることが多く、筋肉がより弛緩している。

睡眠中、あなたの脳は密かに魔法を起こす[54]。新しいアイデアをまとめ、古いアイデアを組み立て直し、適切な条件が整えば、創造活動のクライマックスである「ひらめき」の瞬間へとあなたをいざなってくれる。究極の試行錯誤である夢を通じて、脳は記憶を整理し直し、覚醒時には存在しない〝夢の架け橋〟へと記憶を行き来させる[55]。

精神分析学者たちは夢について幅広く研究してきた。カール・ユングによれば、夢は一見すると共存しえない自己の概念を統合する働きがある[56]。彼の説に従えば、夢はアイデアをクリエイティブに組み直すだけでなく、覚醒時により一貫したあなたを実現してくれるということになる。すると、あなた自身の矛盾と戦わなくてすむため、より創造性を発揮しやすくなる。ポール・マッカートニーはヒット曲「イエスタデイ」のメロディを夢のなかでつくったといわれる[57]。この曲はかなり物憂げなので、起きているあいだに彼の脳がつくっておいたのかもしれない。

夢は想像不能なものを想像させてくれる。相対性理論を打ち出す直前、アルベルト・アインシュタインが光速に近い速度で山の急斜面をすべる夢を見たことは有名だ[58]。また、時間が循環していたり、時間がぴたりと静止して恋人どうしが永遠に抱き締めあったりしている夢も見た。こうしたアイデアがひらめくのは、集中したプロセスの最中ではない。むしろ、非集中の状態にある脳が夢のなかを自由に動き回り、アイデアをせっせと集めているる。そして起きると、新しいひらめきが生まれている場合があるのだ。

2010年、カリフォルニア大学の睡眠研究者マシュー・ウォーカーと、彼の研究仲間のロバート・スティックゴールドは、睡眠の別のメリットを示した。[59] アナグラムの問題をよりすばやく独創的に解く能力である。

アナグラムとは、単語のなかの文字を並び替えて別の語句をつくる言葉遊びの一種だ。たとえば、dormitory（寮）の文字をうまく並び替えるとdirty room（汚い部屋）になるし、Jim Morrison（ジム・モリソン）を並び替えるとMr. Mojo Risin（ミスター・モジョ・ライジン）になる（モリソンの曲に出てくる言葉だが、この言葉を睡眠中に思いついたのかどうかは不明）。

ふたりは16人の被験者を対象に、アナグラム形式のワードパズルを用いてレム睡眠とノンレム睡眠の直後の思考の柔らかさを比較した。その結果、レム睡眠の直後に起きた人々はノンレム睡眠の直後に起きた人々と比べて、アナグラム問題の正答率が32パーセント高かった。しかし、睡眠時間が長くなるにつれて、ノンレム睡眠のあとの問題解決能力は高くなった。

要するに、短い睡眠で創造性を発揮しようと思うなら、レム睡眠の直後、つまり眠りはじめてから90～１００分後に起きるようタイミングを調整するとよい。眠りはじめてからレム睡眠が始まる前に起きると、あまり創造性を発揮できない可能性がある。

必要な睡眠の量については諸説あり、人それぞれだが、クリエイティブな人々の多くに共通しているのは、たまの（または定期的な）仮眠だ。仮眠は無意識を活性化し、思考をユニークな方法で組み立て直すのに打ってつけの手段だ。[60] 脳の大掃除をして覚醒時の創造力を高める右脳の働きを活発にする。通常の睡眠とは異なり、仮眠は短いノンレム睡眠のあとの長いレム睡眠で構成されることが多い。

研究者のフェリペ・ベイハミニが行った2014年の調査で、被験者たちはテレビゲームの難しい問題を解くよう指示された。[61] 一方のグループは90分間の仮眠を許され、もう一方のグループはずっと起きていなければならなかった。仮眠をした人々はずっと起きていたグループと比べて問題の正解率が約2倍も高かった。しかし、研究者たちが脳波のパターンを調べたところ、夢を見るような睡眠は行われていなかった。うたた寝をするだけでも、脳内の情報を組み立て直し、その情報を抽象化して問題を解くには十分だったのだ。

一方、精神医学者のサラ・メドニックは2009年の調査で、単語の類推テストを用いて、仮眠を取ったあとの被験者の問題解決能力を調べた。[62] たとえば、「ポテトチップス：しょっぱい、飴：○○」という問題なら、正解は「甘い」となる。ノンレム睡眠を取った人々やまったく睡眠を取らなかった人々と比べて、90分間のレム睡眠の仮眠を取った人々は成績が40パーセントも高かった。つまり、ものすごいスピードで類推を行ったのだ。

短時間の仮眠が創造性を高めるのかどうかについては、まだ確たる結論が出ていないが、まったく取らないよりはよいようだ。2002年の調査で、研究者たちは16人の健康な成人の若者に対し、4つの状況を設けた。仮眠なし、30秒間の仮眠、90秒間の仮眠、10分間の仮眠の4つだ。[63] 仮眠の時間は実際に脳波で睡眠が確認されてから計測された。その結果、注意力や認知機能が大きく改善したのは10分間の仮眠を取った場合のみだった。

HINT!

あなたに必要な睡眠時間は？

作家のメイソン・カリーは著書『天才たちの日課』で、日本人小説家の村上春樹は毎日午後9時から午前4時までたっぷり7時間の睡眠を取ると記している。[64] ベンジャミン・フランクリンとマヤ・アンジェロウも午後10時から午前5時まで7時間寝ていた。チャールズ・ダーウィンはもう少し短く、午前0時から6時までだったが、午後1時から2時まで昼寝をしたという。これだけを聞くと、「7」が魔法の数字に思えてくる。

しかし、もっと睡眠時間の短い天才たちもいた。フランツ・カフカは午前6時から8時と午後3時から6時に慌ただしく睡眠を取っていたし、ヴォルテールは午前0時から4時までの4時間の睡眠で十分だった。トーマス・エジソンはさらに短く、一晩に3〜4時間の睡眠と軽い仮眠だけ。近年の例を挙げると、ツイッターおよびスクエア創設者のジャック・ドーシーは1日20時間ほど働くと述べている。当然、睡眠時間はほとんどなさそうだ。

この睡眠時間のばらつきを見れば、万人に有効な法則はないとわかる。必要な睡眠時間は、人それぞれなのだ。

第2章のまとめ

創造性を最大化するためのふたつのアイデンティティ

何かを理解しようと焦るあまり、知らず知らずのうちに実体験から遠ざかってしまうことがある。最悪の場合、理解できない、あなたの人生にとって重要とは思えないという理由で、体験自体を拒絶してしまうこともある。この拒絶は創造のプロセスに傷をつける危険性がある。

前にも説明したとおり、創造性を養い、ひらめきに身を委ねるうえで重要なのは、外界からしばらく意識を切り離し、あなた自身の内なる意識の流れにアンテナを向けることだ。

本章で紹介したとおり、その方法はたくさんある。前向きで建設的な空想。散歩。なめらかな腕の動き。円を描くような歩行。音楽の即興。昼寝。趣味。要するに、日々の仕事とは距離を置き、夢、直感、ひらめきをつかさどる脳のネットワーク、つまりDMNを活性化させる機会を設けるということだ。そうすれば、クリエイティブな新しい心の世界が開けてくるだろう。

創造性を発揮するうえで最大のハードルのひとつは、凝り固まったアイデンティティだ。別のアイデンティティになりきり、創造性を呼び起こすために、次のふたつの帽子をかぶってみよう。

▼①トレーナー――脳を鍛えてDMNのバランスを取る

筋肉は抵抗に逆らって動くことで鍛えられる。同じように創造力も、あなた自身の心理的な抵抗を見つけ出し、それに逆らうことで鍛えられる。これは単純な反抗とはちがう。実際、反体制文化のなかで生きている人々がみなクリエイティブというわけではない。私が言いたいのは、創造力を発揮することへの心理的な抵抗に逆らうよう心を鍛えるということだ。

創造力を発揮しようとするとき、一般的に脳は未知のものへの不安、不確実性に対する抵抗、問題の規模に対する恐怖、問題自体の難しさという4つの要素と戦う。この4つの要素は目に見えることもあれば見えないことも、意識されることもあればされないこともある。

この4つの要素を、創造力を押さえつけている重しと考えてみよう。どの重しがあなたの足を引っ張っているのか？ それを特定できれば、戦いは半ば勝ったも同然だ。この章で紹介したさまざまな戦略を使って、非集中のスイッチをオンにすれば、定期的にその重しを取り除くことができる。

創造力を発揮するには「ひらめき」と同じくらい「汗」が重要だ。[65] ヴィック・ムニーズはふつうでは考えられないような関係性が見えることで知られているが、彼はそうしたひらめきに命を吹きこむための努力を惜しまない。ある意味、「ひらめき」はクリエイティブなアイデアを自動的に生み出す部分であり、「汗」は思考を懸命に制御する部分に当たる。創造活動で目標を達成するには、右脳と左脳、デフォルト・モード・ネットワーク（DMN）と実行制御ネットワークの〝バランス〟を取り、同期させる必要があるのだ。

脳のなかでこの同期を始めるには、この章で紹介したいずれかの活動をするための時間を設けることが大事だ（週に15～30分）。意志的夢想の3つの段階を踏む練習を積めば、どんどん自然とできるようになる。

それができるようになったら、思い浮かんだあなた自身の自己概念の新しい側面を3つ書き出してみよう。あなたがひねり出した考えではなく、自然と浮かんできた考えや感情を書き出してほしい。

1か月がたったら、あなたが書き出した自己に関する考えを見直す。この練習を半年も続ければ、人生やキャリアの新しい目標を書き出せるようになっているかもしれない。こうした発見はすべて、あなた自身の物語へと盛りこみ、なるべく頻繁に読み直そう。

この章の冒頭で引用したデューク・エリントンのように、いつかあなたの物語は完成した作品へと変わるだろう。そうしたら、もういちど同じプロセスをやり直すのだ。

▼②ハロウィーンの参加者――架空のキャラになりきりアイデアを誘発する

たまには「心のハロウィーン」に参加するのもいい。ハロウィーンの夜のように、別の

集中マインドセット	非集中マインドセットへの切り替え方
体力や根性で1日を乗り切る。	90分間の仮眠で創造性を高める。
ひとつの物事に集中する。	さまざまな分野をかじり、あいまいながらも重要な関連づけを促す。
夢想を断ち切る。	1日に前向きな建設的空想の時間を組みこむ。
一直線でゴールへと向かう。	ぶらぶらと歩き、創造力を刺激する。
決して自分を曲げない。	あなたという人間は変わっていく。私はクリエイティブではない、私は変われないという固定観念や常識を疑い、あなた自身の持つ創造力に身を委ねる。

アイデンティティになりきるのだ[66]。そうしていることを誰かに知らせる必要はないし、実際に仮装をする必要もない。ただ一定期間、〝仮〟のアイデンティティになりきって考えたり、感じたり、行動したりするだけだ。

あなたがなってみたいアイデンティティを想像しよう。プログラマー、起業家、パン職人、教師、司書などなんでもかまわない。そのアイデンティティになりきったら、常識を疑い、型破りな発想をし、自己概念を広げてみる。仮装したければそれもアリだ。実際に仮装するかどうかはともかく、このように想像を膨らませると、DMN、認知制御ネットワーク、脳の「実行」をつかさどる部分など、創造プロセスにかかわる脳の領域の多くが刺激され、創造力が温められる。そして、新たな空想を膨らませるたび、創造力も膨らんでいく。

あなたがなりきるアイデンティティに一貫性や現実性を持たせる必要はない。

2016年、心理学者のロサ・アウロラ・チャベスは、クリエイティブな人々に共通するある種のイメージを「原始的イメージ」と名づけた。[67] 彼らは人間的でありながらも明らかに現実離れしていたり、ロボット風でありながらも感情的だったりする。現実世界を生きるSFの登場人物なのだ。『ジュラシック・パーク』『スター・ウォーズ』『E.T.』などの架空の登場人物は、今までとはちがう考え方をする刺激となり、あなたの心を別の現実へといざなう。そうしてクリエイティブなアイデアが生まれるのだ。

▼創造力が伸びる!「非集中マインドセット」のコツ

本章で紹介したコツを一つひとつ几帳面に実行する必要はない。あなたにとってしっくりと来るものを選び、頭の片隅に置いておくだけでもおおいに役立つ。前ページの表は、創造性を発揮するうえで重要なマインドセット(考え方)の切り替え方をまとめたものだ。あなたの人生にどういう変化を加えられそうか、それを確認する目安として使ってほしい。

第 3 章

「自問自答」で
脳がどんどん賢くなる

学習効果がみるみる上がる「やってみる」の力

われわれの長所と短所は、
力と物質と同じで切り離すことなどできない。
そのふたつが切り離されたとき、もはや人間は人間でなくなる。

―― ニコラ・テスラ

「しくじり体験」をオープンにすれば学びはどんどん豊かになる

「ファックアップ・ナイト」は、2012年にメキシコで始まったイベントだ。[1]

ある晩、友人どうしが数人集まって、テキーラを飲みながらお互いのビジネスについて語りあった。それまで、彼らは自分たちの失敗についてじっくりと話しあったことがなかったが、話しあってみると意外と面白くてタメになると気づいた。

そこで彼らは、失敗についてみんなで議論し、他者の成功ではなく失敗から教訓を学ぶ月例のイベントを開始。イベントでは、毎回3、4人の起業家がひとり7分、画像10枚以内でみずからの失敗談を手短に語っていく。その後、参加者たちがもう少し気楽に会話を続けられるよう、質疑応答コーナーと飲み会が開かれる。このプログラムは人気を集め、今では世界26か国、70以上の都市へと広がっている。

失敗談がこれほどオープンに語られるばかりか、楽しく語られるというのは、ふつうでは考えにくい。なんといっても失敗を認めるのは難しいし、恥ずかしい。それでも、失敗は珍しくない。失敗を会社の完全な清算手続きと定義するのか、収益目標の不到達と定義するのかによって異なるが、新興企業の30～95パーセントは失敗する。[2]

一方で、失敗したのは自分ひとりではないと知れば安心するし、他者の失敗から学ぶことはタメになる。これこそ、「動的学習」の意外な特長のひとつだ。ありもしない〝正攻法〟に従うのではなく、ミスを認め、話しあい、教訓を学び取り、まちがいを修正していく。世の中には成功マニュアルなるものがあふれているが、どれも一握りの人々にしか通用しないものばかりだ。さらには、〝正しい〟学習方法を説く専門家までいるが、人間の脳はひとつとして同じではない。「ファックアップ・ナイト」はそうした専門家のウソを暴くのに一役買っている。

みずからのしくじり体験について話すのだから、さぞかし暗い参加者ばかりだと思うかもしれない。が、そうとはかぎらない。特にアメリカの起業家は、失敗した当時は悲しんだり、挫折したり、あるいは一文無しになったりしたとしても、カムバックする能力が高いようだ[3]。

失敗はすべてを放り出してあきらめよというサインではなく、学習のチャンスであるというのが昨今の考え方だ[4]。早めに失敗し、失敗を糧にし、完璧を目指すよりもまず行動することが大事だと理解しているかぎり、心の停滞を避け、失敗の恐怖に打ち克つことができる。

単純にいえばこうだ。おしゃべりはいらない。成功するまで行動しつづけろ。失敗しても明日があるさ。ソフトウェア開発者なら誰でも、理想的な完成品についていつまでもうじうじと会話しているヒマがあるなら、プロトタイプのひとつでもサクッとつくってみるほうがいいと認めるだろう。次の新製品を練るためにいつまでも調査していたら、ライバル企業に先を越されてしまうかもしれない。事実、恋愛で失敗すれば、「海にはまだまだ魚がいる」「最初はダメでも押して押しまくれ」という陽気な励ましを受けるかもしれない。

とはいえ、こうした失敗を奨励するような言葉は、動的学習の考え方をきちんと身につけるまでは、口先だけの薄っぺらな励ましに聞こえるだろう。そして、その考え方を身につけるのは口で言うほど簡単ではない。

かつては、長年かけて技術やスキルを学んだあとでそれを仕事に活かすのがふつうだった。しかし、現在ではすばやく動的に学ぶことがますます成功の近道になりつつある。時代の先端を行く人々は、すでにこの新しい方法で脳を鍛えはじめている。本章では、その方法について学んでいきたいと思う。

動的学習で脳を鍛える

サンフランシスコのミッション地区に、「ブライトワークス・スクール」とそのサマーキャンプ学校「ティンカリング・スクール」(=いじくり回し学校)がある。[5] 800平方メートル超の倉庫内にあるブライトワークスは、作家、コンピューター科学者、教育者のゲーバー・タリーが創設し、運営している。

「落ちこぼれ」だったというタリーは、まちがいなく伝統的な学校での自身の体験を参考にしたのだろう、まったく新しい学校をつくった。それは控えめに言ってもヘンな学校だ。私の両親なら絶対に私を入学させなかっただろうが、私自身こういう学校に通えなかったのが残念でならない。現在、ブライトワークスはシカゴ、ロサンゼルス、オースティン、バッファローに校舎がある。

ブライトワークスの生徒はさまざまな年齢の生徒と交流できるよう、学年別ではなくグループを組んで作業する。正式な読み書きの授業はなく、学習はすべて「実践」や交流を通じて行われる。学生たちはひとつのテーマに関連する問題について考え、その答えから何かをつくり、グループに成果を発表する。

たとえば、ある月のテーマが「釘」だとしたら、ある生徒は「釘」という単語やその意味に関連する脚本を書くかもしれないし、別の生徒は釘とトンカチを使って椅子をつくるかもしれない。またある生徒は、釘を立てたキャンバスの上から絵の具入りの風船を落とし、ジャクソン・ポロックばりの絵を制作するかもしれない。生徒たちはチームを組み、期限を定め、教師からある程度の監督を受けながら自分でプロジェクトを進めていく。生徒が、自分たちの宇宙の支配者になるわけだ。

このスクールはどの生徒に聞いても好評で、客観的および主観的な指標の両方から見て成功といえる。実際、ブライトワークスの生徒の読み書きレベルは全国平均をまるまる2学年分も上回っており、子どもを体験入学させた親の100パーセントがそのまま入学を希望する。この学校を見学した人々は、私自身も含め、チームに溶けこんで楽しそうに学習する子どもたちを目の当たりにする。彼らは学習の革命に参加している。権力とはかけ離れた環境のなかで、チームワーク、規律、学習精神を身につけるのだ。

といっても、従来の学校教育や学力の測定基準がまるきり無意味だというわけではない。スペリング大会の優勝者、数学の達人、日付や統計を抜群に記憶している子どもには敬意を抱かずにはいられない。それから、首席の生徒はどうだろう？　学校全体で最優秀成績を獲得した生徒は、卒業式でスタンディング・オベーションを受けるにふさわしい。彼らは学習プロセスをマスターした特別な人々なのだ。

しかし、テストの得点や成績だけがすべてだろうか？　読み書き、数学、丸暗記の能力だけが知能を測る物差しなのか？　首席の生徒はまずまちがいなく知能が高いし（首席を取るような人がスタンディング・オベーションを受けても、私は妬んだりはしない）、ブライトワークスだって主流の学校と比較したテストの成績にも気を配ってはいる。だが、テストの成績はよくなくても、計り知れない才能や深い知性を持っている人々は必ずいる。

幸い、現代の社会や経済はこの点を認めつつある。小学校の教育では、ブライトワークスを参考に、プロジェクトベースの学習、パフォーマンス、プレゼンテーション、ポートフォリオ評価、（個人ではなく）チーム作業の成績など、テストの得点以外で特定のテーマへの習熟度を評価するようになりつつある。

大学レベルでも変化は進んでいる。ハーバード大学で科学および物理学の歴史を教えるピーター・ギャリソンは、学生に論文を書くのではなく映画をつくるよう求めている。[6]そうすることで、科学が丸暗記すべき理論ではなく命を帯びたものになると感じているからだ。マサチューセッツ工科大学には、学生がいろいろなモノをいじくり回せる「ホビー・ショップ」なる施設がある。[7] この施設から、磨きすぎを検知する高知能な歯ブラシ、折りたたみウクレレ、坂や階段をのぼる球状ロボットなどが生まれた。

▼「数値で評価できない能力」をDMNで伸ばす

そして、あらゆるタイプの職場が、豊富な人生経験、チームづくりの能力、人を鼓舞する能力、マルチタスキング能力、失敗を教訓にする能力、いわゆる「心の知能」など、数値では評価できないスキルを持つ人材を雇用または昇進させようとしている。たとえばグーグルは、テストのスコアや成績平均点を検討項目から除外するという雇用方針を取っている。[8] 大切なのは、今まで何を学んだかよりもこれから何を学びつづけたいか、何を知っているかではなく自分の知識をどう活かしたいかなのだ。

ごく単純にいえば、従来の学習は、まず徹底的に勉強し（教育段階）、のちにそうして得た専門的で具体的な知識を思い出し、必要に応じて作業や課題に活かすことを重視していた。一方、新しい教育は動的なものであり、その場その場で考え、クリエイティブに問題を解決していく能力を培う。批評的にものを見る能力を活かして、これから何を知る必要があるかを考える。多くの人々は何回か転職するので、別の分野に応用できるスキルを学び、今までのキャリアにかかわらず自分の思考能力や学習能力に自信を持つことは、若者にとって重要だ。

私たちは固定的な成績（Aプラス、Bマイナス、可／不可など）、職業上のアイデンティティの狭い定義（「私は消費者製品のマーケティング担当責任者」）、そして何より過剰な専門化（「私は健康・美容系の消費者製品のマーケティング担当責任者」）に別れを告げるべきだ。そして、教室のなかだけでなく毎日が学習だという考え方を受け入れるべきだ（ろくでもない男とばかりつきあわない、効率の悪い習慣を繰り返さないなど）。あなた自身、他者、物事への理解を深めようとしているときは、常に学習していることを忘れてはならない。

従来の学習スタイルを、特定の情報だけを狙って突き刺すフォークと考えてみよう。フォークの機能は「集中」型、つまり明確で直線的だ。もちろん食卓には欠かせない。しかし、動的学習ではスプーンも使う。スプーンがなければ、お椀の底に残ったうま味のある汁や細かい具はすくえない。どちらもはっきりとした形はないが料理にとっては重要な成分だ。

直接フォークで突き刺せないものはすべてスプーン（非集中）の仕事だ。たとえば、問題をクリエイティブに解決したり（水平思考）、関連づけを通じて類推を行ったり、未来を予測したり、軌道修正をしたりするのが非集中の得意分野だ。そう考えると、DMNが脳内の代謝エネルギーを特に多く消費するのも不思議ではない。[9]

▼脳の「スプーン」と「フォーク」を使いこなす

食器の比喩を広げて、フォークとスプーンを組みあわせる効果を考えてみよう。

２０１０年、心理学者のジャッキー・アンドレードは、各20人のふたつのグループに２分半のテープを聴いてもらった。[10] 彼女はテープの内容が「かなり退屈」だと事前に伝えた。実際、テープは信じられないくらい退屈だった。それは誕生日パーティの招待メッセージで、延々と長話が続いた。メッセージの主は、誰かの飼い猫の病気、自分の家のキッチンのリフォーム、天気、誰かの新居、スコットランドのエジンバラでの休暇（博物館、雨……）について話しつづけた。全体で８つの地名と、パーティにまちがいなく来る８人の名前を挙げた。

テープが流される前、一方のグループはメッセージを聴きながら紙に描かれた小さな四角形や円を塗りつぶすよう指示された。きれいに塗ったり速く塗ったりする必要はなかった。もう一方のグループは落書きを許されなかった。そしてどちらのグループも、メッセージに出てくる地名や人名を書き留めるよう指示された。つまり、ひとつ目のグループは落書きしながらリストも書き出さなくてはならなかった。

用紙を回収したあと、両方のグループに、メッセージに登場した地名と人名を覚えているかどうかをたずねた。集計結果は一目瞭然だった。テープを聴いている最中に落書きをしたグループ（〝スプーン〟を使ったグループ）は、そうでないグループ（〝フォーク〟を使ったグループ）と比べて、内容を29パーセントも多く覚えていたのだ。別の見方をすれば、集中しているときの脳は硬いスポンジのようなものだが、落書きしているときの脳はより柔らかくて吸水性の高いスポンジなのだ。

従来の直線的な方法で教育を受けた人が、グーグルのような会社で働こうと思うなら、学習に適した動的な認知のリズムを身につけることが必要だ。懐中電灯の遠距離用と近距離用のスイッチを意図的に切り替えながら、すべての答えを見つけようと思うことなく（非集中）、課題や状況にしっかりと注意を向ける（集中）。幸い、脳の周波数にはこうした調整を行うための一定の幅が備わっている。

なんといっても、現代社会には高度な機器がたくさんある。携帯電話は持ち運び可能な小型の脳であり、私たちの代わりに事実、数字、出来事、会話、連絡先を記憶し、翻訳や計算を行ってくれる。現代のセンサー技術は多くの面で人間の生物学的機能を上回っている。センサー・チップは人間の鼻よりも先に食べこぼしを感知する。ＩＢＭのワトソンは人間のデータ処理能力を凌駕する。機械はますます医師の診察を補いつつある。たとえば、心エコー図は医師の聴診器よりも正確に心臓弁の異常をとらえられる。

そう遠くない将来、子どもに靴ひもの結び方を教える必要さえなくなるかもしれない。ナイキの自動靴ひも調整スニーカーは、足を感知して自動で靴ひもを締めたり緩めたりする。本書の執筆時点で、自動運転車が発売されようとしているし、家事ロボットの実現が近づきつつある。

こうしたテクノロジーの進化に順応し、日常生活や仕事に取り入れるのは（そして仕事でそうしたテクノロジーと張りあうのは）、難しいこともある。目が回ることもあるだろう。しかし、機械が脳の古い機能を肩代わりしてくれたおかげで、私たちは自分自身や自分の学習能力と向きあう機会を手に入れたともいえる。ある分野の作業をまるまるテクノロジーに負担させることで、比喩的な意味でも文字どおりの意味でも、新しい物事を新しい方法で学ぶための脳のスペースを空け、脳を有効活用できるようになる。脳に新しいスペースが生まれたことを認識すれば、きっと新たな学習の旅を始められるだろう。

あなた本来の能力をとことん信じる

あるやり方が普及する前には、必ずそのやり方を発明した人がいる。あなたがもういちど人生に呼び戻さなければならないのは、この発明家というペルソナ、つまり何かを最初にやってみる人物だ。

「コンピューター・プログラミング」が学校の科目になるずっと前、初めてプログラミングを行った人物や、ボイスレッスンが発明される前に歌を歌っていた歌手を想像してほしい。彼らの才能は学校で教わる知識によってつくられたわけではない。そもそもそんな知識自体がなかったのだから。彼らに必要だったのは自分の頭で考えることであり、教育で失われてしまうのは私たちのそういう部分だ。

私たちは生まれつき創意工夫で世界を変える力を持っているが、学校で教わる知識のせいで、いつの間にかその創意工夫の能力を失ってしまう。この「知識」が私たちの思考を乗っ取り、何かを理解しようとするときの唯一の道具になる。もちろん知識は役に立つものだが、創意工夫がなければその価値は一気に薄れてしまう。教育は、創意工夫を抑えつけるのではなく解き放ったときにこそ、最高の力を発揮するのだ。

あるとき、私は非常に頭がよくて教養のある経営幹部のコーチたちに新しいソフトウェアを紹介し、1時間以内に自分で使い方を見つけ出してほしいと言った。するとほとんどの人が、開始してすぐに途方に暮れてしまった。彼らはマニュアルがなければ使い方などわかるわけがないという固定観念にとらわれていた。私たちは、誰にでも生まれつき自分で問題を解決する能力が備わっていることを忘れ、マニュアルどおりの人生を送るようになっている。

非営利組織「ワン・ラップトップ・パー・チャイルド」（＝すべての子どもにパソコンを、略してOLPC）のプロジェクトについて考えてみよう。[11]

2012年、OLPCはエチオピアの地方の子どもたちに、未開封の箱に入ったタブレット・コンピューターを渡した。そのタブレットには、教育用のソフトウェアと、使用状況を記録するメモリーカードがあらかじめ搭載されていた。当初、このプロジェクトの担当責任者たちは、おそらくコンピューターの使い道を知らない子どもたちが箱をおもちゃにして遊ぶだろうと思っていたが、実際の結果を見て仰天した。

4分とたたないうちに、ある子どもが箱を開封して電源スイッチを見つけ、タブレットの電源を入れた。全員が5日足らずでアプリを使いこなせるようになり、2週間足らずでABCの歌を歌いはじめた。そして5か月とたたないうちに、子どもたちはアンドロイドOSをハッキングするようになっていた。OLPCは設定の変更を防ぐソフトウェアを導入し、デスクトップ設定を固定しようとしたが、子どもたちはそのソフトウェアさえも回避した。子どもたちは創意工夫を凝らして、一人ひとり別々のカスタマイズをデスクトップに施したのだ。

ロボットのように行動するのをやめ、もっと自分自身の持つ能力を信じれば、私たちは途方もないことを実現できる。たとえ標準テストのスコアにはつながらなかったとしても、OLPCの例は一人ひとりが生まれ持つ創意工夫の力を実証している。

「いじくり回し」で成功のレシピをものにする

シェフでレストラン経営者のジョナサン・ワックスマンは、伝統的な料理学校で教えこまれた価値観を活かし、料理の世界に斬新なイノベーションを巻き起こした。[12] しかし、成功までの道のりは一本道ではなく、彼の人生は紆余曲折だらけだった。彼は動的学習の名人なのだ。

ワックスマンは1950年に生まれ、米カリフォルニア州バークレー近郊で育った。[13] 高校ではトロンボーン奏者として活躍、音楽の奨学金でネバダ大学リノ校に進学した。[14] 大学では政治学を専攻したが、最大の情熱であるトロンボーンの演奏は続けた。卒業後、もっとも有名な人物ではサミー・デイヴィス・ジュニアと一緒にカジノ・バンドで演奏し、生計を立てるため「リンクス」というロックバンドに加わった。[15]

その長いブロンドの髪とロックスターの名声を思えば、非常に厳しい料理の世界に飛びこんだのは意外かもしれない。だが、1972年にハワイでリンクスが解散すると、ワックスマンはアメリカ本土までの切符を買うため、ふたつの選択肢を検討した。ドラッグの密売とレストランへの就職だ。[16] 結局、彼はレストランを選び、仕事を楽しんだ。

お金を貯めてカリフォルニアへと戻った彼は、すぐにはキッチンに立たず、昼はフェラーリの販売員、夜はバーテンダーとして働いた。[17] だがしばらくしてサンフランシスコにあるタント・マリーの料理学校を紹介され、その後1975年にパリの料理学校「ラ・ヴァレンヌ」に入学、「グラン・ディプロム」の免状を取得した。

どちらにも芸術的センスが必要だとはいえ、一見するとミュージシャンからシェフへの転身は大胆な飛躍に思える。しかし、ワックスマンはかつてこう述べたことがある。「音楽と料理には深い関係がある。どちらにもコツコツとした練習が必要だ。ひたすら叩いてみたり、切ってみたり、さばいてみたりしないと、本物にはたどり着けない[18]」

この2種類の芸術を楽しむ彼の心の根底には「いじくり回し」があった。料理におけるいじくり回しの重要性を説くため、彼は料理をシャネルの黒いドレスづくりにたとえたことがある。「完成までに服を何回カットする必要があっただろう？　10億回くらいだろうか？　料理も同じだ」と彼は言った。[19]　それが成功の秘訣であり、彼の定番料理であるローストチキンのように、熱狂的なファンを生むコツなのだ。

2年後、アメリカに帰国すると、ワックスマンはまずナパ・バレーの「ドメーヌ・シャンドン」で働き、フランス料理の手法を実践。[20]　しかし、そのわずか2年後、彼は「シェパニーズ」へと移ってかのアリス・ウォータースとともに働き、次はサンタモニカの「マイケルズ」の総料理長となり、学校で培った料理の才能と地元カリフォルニアの食材の新鮮さを見事に融合させた。そうして完成した料理は、おいしいだけでなく革命的でもあった。[21]　ニューヨークにある料理学校「インターナショナル・カリナリー・センター」創設者のドロシー・ハミルトンは、彼のことを「現代アメリカ料理の父」とまで呼んだ。

もしあなたが当時ワックスマンに出会ったら、彼の成功を予感したかもしれない。そしてその予感はある程度は正しかっただろう。

1983年、ニューヨークに居を移すと、彼はクリーンで新鮮なカリフォルニア産の材料とフランス料理の洗練を融合させたユニークな料理を東海岸へと持ちこみ、1984年、東79丁目にレストラン「ジャムズ」を開店。店は大繁盛し、「料理界の彗星」と称された。メインディッシュのローストチキンのフライドポテト添えはもちろん、レッドスナッパーのセビチェ、トウモロコシとトマトのサルサを載せたクラブケーキ、そしてスモークサーモン、クレームフレーシュ、イエロー・キャビアを添えたミニ・パンケーキも大評判となった。[22]

あまりに絶品だったため（そのぶん値段も高かったが）、アンディ・ウォーホルが週に1、2回ジャムズに来店したといわれる。[23] ワックスマンは客席でウディ・アレンや、料理界の大物ジェームズ・ビアード、ウルフギャング・パック、ジュリア・チャイルドを見かけたこともあるらしい。[24]「料理界のエリック・クラプトン」はその創造力を料理に活かし、成功を手中に収めたように見えた。[25]

しかし、すんなりとはいかないのが人生だ。次第に、ワックスマンはセレブ生活にのめりこんでいった。フェラーリを購入し、夜は街で豪遊を繰り返す日々。だが1987年に金融市場が崩壊すると、彼の高額なメニューは倦厭され、彼はそれまでのライフスタイルを維持できなくなった。[26] 彼は店を閉め、フェラーリも売却、カリフォルニアに戻って恋愛の末に結婚し、3人の子どもをもうけた。彼のワイン、派手な女性関係、歌は終わりを迎えた。そして、当時の彼を見れば、彼の料理ももう終わったと思っただろう。

それからのおよそ5年間で、彼のレストランは1軒もなくなり、彼は料理界からひっそりと姿を消したかのように見えた。しかし、彼はそのあいだにアイデアを蓄え、再起の〝タイミング〟を虎視眈々と狙っていたのだ。

▼失敗から学んで脳を「バージョンアップ」する

1993年、ワックスマンはニューヨークの地に舞い戻った。過去の経験を貴重な教訓ととらえ、彼はレストランの開店ラッシュの波に飛び乗った。彼はみずから培ってきた古典的なフランス料理の枠を超えた料理を開拓し、アーク・レストランツ社のコンサルタントとして働き、「ブライアント・パーク・グリル」「ワシントン・パーク」などのレストランを次々と開店した。

2004年、彼は今や有名店となった「バルブート」を開店。この店は「フランス風でもあり、イタリア風でもあり、どことなくギリシャ風でもある。だがカリフォルニアの感性も感じられる」と評され、熱狂的な評価を得た。[27] ローストチキンはジャムズのものと同じくらい伝説的になった。甘エビのレモン・スパゲッティは「傑作」、ブカティーニは「完璧なアルデンテ」、そしてクリーミーで酸味のあるチョコレート・プディングは「チキン料理の最高の締めくくり」と評された。

ワックスマンは季節によって絶えずメニューを替えるし、すべての料理が好評なわけではないが、彼の料理の腕を絶賛する多くの人々にとって、彼は今でも雲の上の存在だ。料理と音楽の両方への愛情を物語るように、彼は今や音楽業界の中心地となったナッシュビルにレストラン「アデルズ」を開店した。[28] 何かをいじくり回したりかじったりしているうちに、人生はひとつに収束していく。なんの前触れもなく点と点が結ばれるのだ。

ロックスターから、古典的な教育を受けたシェフ、そして即興の料理人へと華麗な転身を遂げたワックスマンは、動的学習の見本だ。みずからの情熱へと頭から飛びこみ、道に迷ったとしても決してあきらめない。さまざまなメニューやレストランを試す彼のような動的学習の達人には、常に行く場所がある。彼らはヘビに睨まれたカエルのように失敗を目の前にしたときでも、なんとかして必要な策をひねり出し、間一髪で危険を逃れるのだ。

つくっているのがスープであれ人工衛星であれ、動的学習の達人はすぐには完成を目指さない。もちろん、完成を目指すだけの十分な情報が集まれば全力を尽くすが、いったん最初のバージョンができあがったらじっくりと吟味する。スープづくりなら、自分自身の味覚を信じ、次は塩を減らそうとかダシの量を増やそうと直感で判断するだろうし、人工衛星の開発なら、設計ミスを見つけ、プログラムを少し修正して次のバージョンを開発するかもしれない。次のバージョンへと移る前に、前回の経験を分析し、繊細な変更を加えるだろう。どちらの例でも、初期のバージョンに何度か修正を重ねないかぎり、完成品として発表することはないはずだ。

動的学習では、失敗は当たり前であるだけでなく、前進するための必須条件でもある。完璧を追求しないというわけではない。ただ、失敗にくじけない姿勢のほうをずっと重視するということなのだ。非集中のスイッチを入れ、試行錯誤や微調整を繰り返していけば、ずっと走りつづけ、リードを保っていられる。あなたの学習の旅路がどれだけ険しくても、失敗は次の一歩を踏み出す貴重な足がかりになるのだ。

「心の重心」の声を聞く
――臨機応変に、でもぶれずに

ジョナサン・ワックスマンは、自分自身の才能を道しるべにして進んでいったように見える。紆余曲折の人生だったとはいえ、彼は自分の内なる創意工夫の声を信じ、道を歩んでいった。するとこんな疑問が浮かぶ。彼の内なる声は、彼にどう語りかけたのか？

あなたが直立の姿勢を保ち、倒れなくてすむのは、肉体がバランスを取る点、つまり重心があるからだ。それとまったく同じように、心にもバランスを取る点、つまり心の重心がある。[29]

感情的な自制のメカニズムと同じように、あなたの個性（あなたの本当の声）もこの心の重心から生まれる。[30] 実生活で行き先、対応方法、行動に迷うと、人間はこの内なるコンパスを頼りにする。[31] 悪気のない助言者や教師、しつこい投資家、声高な批判者の言葉によって、感情や知性を揺さぶられたとしても、あなたは自分を叱咤激励してなんとか持ちこたえようとする。つまり、心の重心があるからこそ、あなたは地に足を着け、あなた自身の心の声に従いながら、人生という学習の旅を続けることができるのだ。

その点、ジョナサン・ワックスマンはどっしりとした心の重心を持っていたようだ。[32] 彼は自分の好きな食べ物、胸を張っておいしいと言える食べ物だけをつくりつづけた。産地直送の食品が流行する以前から、彼はそのすばらしさについて熱弁を振るっていた。[33] 彼の高額なチキン料理に不満が集まると、彼は肉の新鮮さを理由に価格を擁護した。[34] 1991年にカリフォルニア州ナパでレストラン「テーブル29」をオープンしたものの、彼はしばらくして嫌気が差し、直感に従ってニューヨークへと戻った。[35]

実際、自己の一貫性を保ち、常識的な学習や教育の枠組みから脱却して活動しているときほど、あなた自身の強みを最大限に発揮することができる。

その好例が、ワックスマンとはまったくちがう仕事、つまり株式ブローカーをしている私の患者たちだ。市場が変動しても順調な成績を収める投資家もいれば、経済の変動で大損をしてしまう投資家もいる。そんな彼らの心の声（またはセラピーの最中に発する生の声）を間近で聞いてきた私は、ひとつの明確なパターンがあることに気づいた。最高の成績をあげる投資家は、自分が熟知している銘柄を選ぶのだ。彼らは自分の投資スタイルを守り、市場が変動すればするほど、そのスタイルを固く貫くようになる。自分自身の心の重心をオンにすることで、彼らは株式市場の変化の最中に判断ミスを犯さない安定性を手に入れるのだ。

大成功した投資信託会社「フィデリティ」のファンド・マネジャー、ピーター・リンチは、ベストセラー書『ピーター・リンチの株で勝つ』で、アマチュアたちに同じような投資戦略を勧めた。あなた自身が普段利用していてすばらしいと思う会社だけに投資すること。[36] ここで重要なのはあなたという単語だ。

一方、失敗する投資家は市場の変動にまごつく傾向がある。状況が厳しくなると、あるいは不透明になっただけでも、彼らは他人の意見に必要以上に惑わされてしまう。そして、最新の投資トレンドに従い、風の吹いている方向へとなびいていく。その判断がたま当たり、儲かることもあるが、多くの場合はうまくいかないし、長期的に見ればまちがいなく失敗する。理念やトレンドと自己との一貫性を失い、利益を目減りさせていく。

一流の投資家は自分の内なる声に耳を傾け、直感を頼りにするが、それは現実を無視するということではない。むしろその逆で、彼らは内なるコンパスを見つけ、変動という大海を渡りきるのだ。そして、道中で学んだすべてのことを自分のものにし、自己と深く統合することで、再び海が荒れたとしても、より深い理解と自信を持って進むことができるようになる。

▼瞑想、音楽、休暇で「感情の制御能力」を向上させる

つまり、教訓はこうだ。リーダーに従い、ひたすら事実を学んでいく従来の集中的な学習モードでは、あなたの心の重心が発する声を聞く機会が少ない。あなたの心の重心に耳を傾けるには、DMNを活性化させるのがいちばんだ。[37] 瞑想、音楽鑑賞、そしてもちろん休暇は、いずれも心の重心と関連する独創的思考（「自己の回路」）や感情の制御能力を向上させることが証明されている。[38]

運動はDMNを活性化させるのに最適な方法でもあり、それ自体が活性化させる方法を知るうえでよい見本でもある。[39] ほとんどの運動は腹筋を使う。仰向けになって足を垂直に上げ、水平まで戻したり、少しばかりプランク〔肘と足のつま先だけを地面について体を一直線にキープする運動〕をしたりしてこの重要な部位を温めてやれば、体の中心である腹筋が鍛えられる。同じように、非集中のスイッチをオンにすれば、心の重心が鍛えられる。

多くの人は無意識のうちにこの心の重心の声を聞くすべを身につけているが、この自己認識を積極的に養い、あなた自身が心の重心から逸脱したときに気づけるようにしておくことが大事だ。

今あなた自身が心の重心を見失っていないかどうかを考えるだけでも、確実に心の重心を見つけられる。言い争いで自分を見失ったときや、自分自身を追い詰めようとしているときは、この演習を試してみてほしい。

また、キャリアや私生活の岐路に立ったときは、第1章で紹介した二人称の独り言を使ってこう自問してみよう。「君は心の重心から逸脱していないか？　ほかの人の意見やニーズに惑わされていないだろうか？」。こうして意識的に立ち止まり、自問自答するだけで、どの道を選んだとしても自信や前向きな気持ちが湧いてくる。そして、心のストレスさえも軽くなるのだ。

HINT!

内省と自問で心の重心を操ろう

2016年、精神医学者で脳研究者のクリストファー・デイヴィらは、「内省」を行っているときに活性化する脳の回路を調べた。[40] 内省とは、自己を理解し、心の重心から発せられる声に耳を傾けるための第一歩である。彼らは96人の被験者に、ある形容詞が自分に当てはまるかどうかを答えてもらった。形容詞は「慎重な」「完璧主義的」「運がよい」など、特に善悪があるわけではなく、自分の内面を省みやすいタイプのものが選ばれた。

被験者たちが内省を始めると、DMNが活性化したことが脳スキャンで確かめられた。現代の科学では、DMNのどの領域が内省プロセスのどの部分をつかさどっているかまでわかっているが、おおまかにいうと、自分自身の心の声に耳を傾けるプロセスは非集中から始まるといえる。

非集中を通じてあなた自身の心の重心と一体になれば、突然あなた自身だけでなく他者のことまで理解できるようになる。相手の感情や自分と相手のちがい、相手の世界観を読み取ろうとしているとき、DMN内の3つの別々の回路が〝光る〟ことがわかっている。言い換えれば、あなたの心の重心の声に耳を傾けているときと、誰かと交渉したり、チームをつくったり、相手の次の動きを予測したりしているときとでは、脳の同じ部分が使われているということだ。

「自問自答」で失敗からしなやかに立ち直る

——脳のバネが回復する5つの「問いかけ」

何かに失敗したら、自分自身で立ち上がり、失敗から得た貴重な教訓を糧に前進しつづけなければならない。これは口で言うより難しい。何より、脳はほぼ条件反射的にネガティブな内容を聞いたり記憶したりし、失敗の教訓ではなく危機と向きあうようにできている。

実際、失敗から教訓を得て前に進むことのできるジョナサン・ワックスマンのような人よりも、ミスや失敗をして挫折し、別のことを始める人のほうが何倍も多い。職場のプロジェクトや新しいメニューづくりといった小さな問題から、職業の選択や恋愛といった大きな問題まで、失敗してもそれを本当の意味で刺激に変えられる人はほんの一握りだろう。

心理学者のマーティン・セリグマンは、たび重なる失敗によって感じる意欲の低下のことを「学習性無力感」と呼んだ。[41] １９８８年、心理学者のキャロル・ドゥエックは、失敗の大小よりも失敗に対するその人のマインドセットのほうが重要だと説明した。[42]「こちこち（固定型）マインドセット」を持つ人は、失敗すると「もう終わりだ」「行き詰まった」と考え、二度と挑戦しようとしない。しかし、「しなやか（成長型）マインドセット」を持つ人は、知能は鍛えられると信じているので、立ち直りがずっと早い。

脳が失敗から立ち直るようできていることを証明しているのが、工学教授のデイヴィッド・フランクリンとダニエル・ウォルパートだ。[43] 彼らは人間が失敗から立ち直るときに脳に見られる5つの基本的なメカニズムを特定した。この5つのメカニズムは、脳が立ち直るために必要なバネの力を取り戻すきっかけになる。独り言はこれらのメカニズムを活性化させる重要な要因であり、脳をエネルギーや興奮に満ちた状態にしてくれる。どの脳領域がどのメカニズムに対応しているかは判明しているので、伸びきったバネを元に戻すためにどう自問すればいいかがわかる。そこで、これから紹介するそれぞれのメカニズムについて、自問自答に使える重要な質問を載せていこう。

脳の「バネの再生」（私の造語であって科学用語ではない）を行うためのこの5つのステップは、失敗だけに固執する下向きのライトを、幅広い方向へと注意を配る上向きのライトへと切り替えてくれる。

「私の脳にはどういう改善が必要だろうか？」と自問するのは、失敗を賢く活かして前進する最高の方法だ。ストレスのもとで学習しているとき（失敗のあと、不調や混乱の最中、壁にぶち当たっているときなど）は、どれかのバネが伸びきっている状態にあるのかもしれない。自問自答を用いれば、そのバネが元の位置に戻り、脳の学習プロセスをひとつずつこなしていくことができるようになるだろう。

▼①「フィードバック」を正しくとらえ直す

私たちは、あちこちから常にフィードバックを受け取っている。まわりの人々の反応。機械の警告音や、うなり声。受信トレイに届く新着メール。失敗したときに受け取るフィードバック（または自責の念）は巨大だし、ストレスにもなる。

不幸にも、脳はストレスを受けると何が重要で何が重要でないかを判断しづらくなる。否定的でなんの役にも立たないフィードバックも含めて、すべてを重要だと判断してしまう。だから、情報を「重要」（役立つ）とか「大げさ」（役立たない）と一つひとつ振り分けて、脳を助けてあげることが大事だ。いじくり回しや動的学習がうまい人は、こうしたフィードバックを管理するのも上手なのだ。

フィードバックを額面どおりに受け取るのではなく整理するひとつの方法が自問自答だ。

たとえば、先述の学校「ブライトワークス」のある教師が、椅子づくりに苦労した女の子の話を聞かせてくれた。毎回、こんどこそは丈夫な椅子が完成したと思うのだが、体重を乗せたとたんに崩れてしまう。女の子はそのたびに、自分の設計や工作能力について椅子さんから厳しいフィードバックを受け取ったわけだ。女の子はがっかりし、涙目で教師を見上げた。しかし、教師は椅子が壊れるというショッキングなシーンにいつまでもこだわったりはしなかった。プロセスに着目してこう言ったのだ。「ほら、一歩前進だ。もうすぐだよ。どうすれば壊れなくてすむかな?」

その冷静沈着なフィードバックのおかげで、女の子は自分が椅子を壊しているのではなく前進しているのだと気づいた。伸びきってだらんとしていたバネは、彼女のいつもどおりの認知の状態へと戻った。椅子が壊れるというショッキングなシーンは無視して、その理由に目を向けたのだ。この姿勢のおかげで、女の子はようやく座っても壊れない椅子を完成させることができた。

その女の子には、幸運にも否定的なフィードバックと戦う手助けをしてくれる賢い教師がついていたわけだが、同じことはあなた自身でも簡単にできる。否定的なフィードバックを受け取るたび、「これは本当に重要なフィードバックだろうか? それとも大げさなフィードバックなのだろうか?」と自問するのだ。

そうすれば、脳がいっぱいいっぱいになったとき、価値のある情報とそうでない情報を振り分けられる。自分の気分が滅入っている原因がわからないことも多いが、脳が無意識のうちに最近のフィードバックを大げさにとらえすぎていることに気づけば、フィードバックを正しくとらえ直し、脇に置いておくことができるだろう。

特に、何かを創作しているなら(レシピ、小説、椅子など)、「進路変更日誌」をつけてみるといいだろう。これはあなたの創作プロセスの変化を記録するノートやコンピューター・ファイルのことだ。そうしたら、定期的に日誌を見直し、あなたが着実に前進していることを実感できる。日誌は一つひとつの変化の瞬間を記憶する助けになるので、試行錯誤しながら前進していくにはもってこいの道具だ。また、再びフィードバックの落とし穴にはまる前に気づくきっかけにもなる。

こう自問自答しよう――**「大げさなフィードバックを重要視しすぎてはいないか？」**

HINT!

「信じる者」は立ち直る――自分にチャンスを与えよう

2006年、コロンビア大学の心理学者ジェニファー・マンゲルズらは、固定型マインドセットを持つ人々と成長型マインドセットを持つ人々がフィードバックを受け取ったときの脳内の様子を調べた[44]。その結果、固定型マインドセットを持つ人々は、想定外のフィードバックかどうかにかかわらず否定的なフィードバックにいつまでもこだわる傾向があることがわかった。ひどい場合には、脳が思いつく改善案すらも無視してしまう。

この調査では、研究者たちはまず47人の被験者のマインドセットを判定し、固定型と成長型に振り分け、次に一般的な知識を問う問題を解いてもらった。被験者たちは解答を入力し、その解答の自信度を自己評価した。その後、正解が伝えられた。そのあいだも、被験者たちの脳はずっと脳波の記録装置につながれたままだった。8分後、被験者たちは不正解の問題について再テストを行うと突然告げられた。それを知らされたのは再テストの直前だ。

最初のテストでは同じくらいの成績でも、成長型マインドセットを持つ人々のほうが再テストで好成績を収めた。彼らは失敗を取り戻せると信じ、実際に取り戻したのだ。固定型マインドセットを持つ人々は、否定的なフィードバックに対する脳波の反応が相対的に大きかった。つまり、彼らは失敗を苦痛ととらえ、さっさと記憶から消し去ってしまった。その結果、自分自身に立ち直るチャンスを与えなかったのだ。

▼②「抵抗」を分類し、取り除く

どうしても前に進めないときの感覚を思い出してほしい。何かがあなたを邪魔している。が、それがなんなのかがわからない。あなたの前進を妨げる障害物は、「人」「場所」「モノ」の3種類に分類できる。あなたの対処しようとしている問題がこの3つのうちのどれに当てはまるのかを理解すれば、「抵抗の除去」と呼ばれるフランクリンとウォルパートのふたつ目のメカニズムを実行することができる。あなたを邪魔しているものがわかれば、漠然とした恐怖心が弱まるので、その障害物を乗り越えられるようになる。

たとえば、あなたが職場でチーム作業の進捗状況を報告できる新しいソフトウェアの使い方を学んでいるとしよう。ところが、いつまでたっても使い方が覚えられない。さて、根本原因はなんなのか？　ソフトウェア自体が本当に複雑なのか（モノ）、オフィスが騒がしすぎて集中できないのか（場所）、それともほかの人々の物覚えが早すぎて気が焦っているのか（人）。結果、人の問題だと気づいたとしよう。本当の問題がわかれば、ストレスやネガティブな感情は収まり、解決策へと目を向けられる。

この場合の解決策としては、まず新しいソフトウェアの学習時間を意識的に増やすことが考えられる。ほかの全員がものの10分で覚えてしまうようなことを、丸1日かけてじっくりと学ぶのだ。次に、もう一歩進んで、割り当てた学習時間（1日）をいくつかの段階に分ける。たとえば、朝の会議の前に、ログインの方法やメイン・タブの基本操作を学ぶ。昼食前に、自分のメッセージをすばやく入力し、特定の人に送信する方法を学ぶ。昼食後、メッセージをグループに実際に送信してみる。

それぞれの段階と段階のあいだに、直前の学習内容を心のなかでまとめて強化するための非集中の時間を設けるといいだろう。15分だけ外出してコーヒーを飲んだり、新聞の一面を読んだり、コンピューターのソリティアで遊んだりするだけでも十分だ。この非集中モードの休憩時間のあいだに、ソフトウェアを使うことへの抵抗は和らぎ、抵抗を克服するためのエネルギーや前向きな気持ちを取り戻せる。

あなたがやりたいことから順番に片づけていくタイプだとしたら、この休憩時間はムダに見えるだろう。そういう人の脳は待つことに耐えられず、即時の報酬を求める傾向にあるからだ。しかし、この種の意識的な非集中は、学習への抵抗に打ち克つ時間を与えてくれるのだ。

こう自問自答しよう——**「前進を妨げているものは何か？（人、場所、モノのどれ？）」**

▼③脳に備わる「予測能力」を使う

あなたの予測能力はおそらくあなた自身が思うよりも優れている。「体系的予測」とも呼ばれるこの能力は、現在に関するデータを収集して未来に当てはめることで、物事の発生確率を推定する。[45] 機械学習の予測アルゴリズムをビジネスで使っている人にとっても、そのアルゴリズムの応用先や新たな市場の存在する場所を予測する能力は、貴重なスキルになるだろう。研究者たちはこうした行為を「予測制御」と呼ぶ。つまり、知的な意味でフライングする方法を学ぶわけだ。

2009年、神経科学者のモシュ・バーは、未来を先取りする脳の仕組みを説明する論文を執筆した。[46] 彼によると、繰り返し体験した行動であっても、脳にとっては毎回が新しい体験なのだという。たとえば、車に乗るたび、あなたは運転席を目にする。運転席を何度も見ているとしても、前とまったく同じ瞬間を体験しているわけではない。あなた自身に自覚はないとしても（運転席に座って運転するだけだ）、運転席を見ることで怒濤のような思考が駆け巡るのだ。

あなたが運転席を認識できるのは、脳が類推によって視覚から入ってきたもの（運転席）を既知のモノと結びつけるからだ。目の前のモノが運転席だと認識すると、脳はあなたの記憶や運転の知識に基づき、関連づけの作業を始める。たとえば、近くにカップホルダーやハンドルがあることを期待するのだ。この関連づけに基づき、道路でハンドルを切れること、カップを置ける場所があることなど、あなたは運転のさまざまな側面を予測する。脳は随所で類推、そして関連づけや予測を行っている。

しかし、新しいことや難しいことを学んでいるとき（特に事実に基づく直線的な方法で学んでいるとき）や、不明確な物事を明確にする必要があるときは、過度の注意や集中によって目の前の物事にしか注目できなくなる。こうなると予測プロセスは遮断され、行き詰まってしまう。

よくよく考えてみると、私たちは非集中を用いて常に予測を繰り返している。衛星画像を使って天候パターン、火山の噴火、土砂崩れにつながる雨、さらには感染症の流行まで予測する。この場合、非集中を利用して文字どおり俯瞰でパターンをとらえている。

しかし、非集中は未来をのぞきこむ鍵にもなる。意識的に予測をしようとすると、それは実のない憶測の域を出なくなる。予測という行為は、無意識の無数の小さな手がかりが結びつくことで成り立つ。この力があれば、分《ぶ》の悪い投資、モッシュピット（ロック・コンサートなどで興奮した観客が押しくらまんじゅうをしている場所）に巻きこまれた場合の影響、さらには恋愛の成功まで予言できる。そのためには、「未来はどうなりそうか？」と自問し、頭のなかを見渡して自分の予測を裏づける証拠を探すだけでいいのだ。

先に未来を予言することで、あなたは脳の道しるべ（達成すべき目標）を立てたことになる。たとえば、起業家は社運を賭けた大胆な目標を立てることが多い。大胆な目標は、脳が意識的な計画や無意識の計画を立てる指針になる。初めから合理的に考える必要はない。行き詰まったときは、非集中のスイッチをオンにして大胆な目標を探せばよい。あとは脳がなんとかしてくれる。

人生は、新しい発見があるたびに修正していくことのできる実験の連続によって成り立っている。あなたが自分自身の人生の開拓者（つまり未来の予言者）になる気構えさえ持っていれば、脳はそれを自然と行うようできている。だから、まずは仮説を立て、未来を予言したあとで検証してみよう。きっと脳内でさまざまな情報がかき混ぜられ、目の前のハードルを飛び越えられるだろう。

こう自問自答しよう——**「これまでの情報から何を予測できるか？」**

▼④脳の判断の「バランス」を取る

私たちは自分の努力のメリットとデメリットをわかっていると思いがちだが、実際には、人間の脳はムダな努力をムダと判断するようにはできていない。「費やしている努力と引き換えに何を得られているか？」と意識的に自問することで初めて、私たちはムダな努力に気づくのだ。

人間は状況を改善しようと一心不乱にがんばっていると、それだけで努力する価値があると思いこんでしまう。本当はその努力にはほとんど見返りがないという事実に見て見ぬふりをしているだけかもしれないのに、私たちははっきりとそう自問するのを忘れ、もう何年も悪化する一方の恋愛関係や組織にしがみつこうとする。そして、状況に少しでも改善の望みが見えれば、さっさと見切りをつけて前に進む代わりに、現状維持を選ぶ。もちろん、脳が何かにそれほど精神的な投資をしていないときは、思い切って船を見捨てる場合もあるが、そうした過剰反応が勇み足になるケースもある。

ここでもやはり、大事なのは自問自答だ。このまま努力するだけの価値はあるか？　針路を変えるべきではないか？　常にメリットとデメリットが明白だと思いこんではいけない。特に、なかなか前に進まないときや、いつまでもゴールに到達しないときは、常にはっきりとそう自問自答するべきだ。

新しいアイデアを練っているのであれ、恋愛関係やビジネスを成功させようとしているのであれ、あなたは常に学習している。なので、最初の戦略に従っている最中に、うまくいっている部分とそうでない部分をときどき振り返ってみるべきだ。きっとエネルギーのムダに驚くだろう。自分がほとんど見返りのない物事をしていると気づくことも多い。

あなたの行動のメリットとデメリットについて意識的に考えれば、「この食べ物は健康に悪いけど、買ってしまったから食べるしかない」「とんでもなくつまらない映画だけど、もう半分観てしまったから最後まで観よう」という心の罠に陥らずにすむ。行動を継続するメリットとデメリットを理解すれば、より実のある決断を下すことができる。

従来の学習の枠組みでは、情報を丸暗記したり、新しいアイデアを実行する根拠を集めたり、目先のコスト削減のために将来的に高くつく人材を雇ったりすることに余計な時間を費やしてしまう可能性がある。いずれの状況でも、メリットとデメリットについて自問すれば大きな時間やお金のムダを避けられるのだ。

こう自問自答しよう――**「今までと同じ努力を続ける価値はあるか?」**

▼⑤「やって、感じて、学ぶ」を信条にする

実物に触れ、やりながら学んでいくというプロセスは、「感覚運動学習」と呼ばれる。人間は行動するたび、思考ではなく実体験を通じてリアルタイムで物事を学び、進歩していく。

たとえば、私は医科大学院時代、人手不足のなかで新しい外科手術を学ばなければならなかったので、「見て、やって、教えよ」とよく言われた。いつまでも教科書を読んだり先輩を観察したりして時間をムダにしたりはしなかった。実践は学習の近道であり、確実に進歩していくための唯一の方法だった。

ジョナサン・ワックスマンがフランス風のカリフォルニア料理を発明したとき、そのアイデアはどこからともなく舞い降りてきたわけではない。彼自身が生み出したのだ。彼は失敗を教訓にし、制約をチャンスととらえる。プロのシェフにとって「サボタージュ」という言葉はない、という彼の言葉は有名だ。[47] 手元にあるものを使うのだ。

そして、独特の実験スタイルで有名な彼は、古い慣習にとらわれたりはせず、慣習をあ

れこれといじくり回してみる。彼はどんどん量が少なくなっていく「ヌーベル・キュイジーヌ」（＝新しい料理）と呼ばれるフランス料理のスタイルについて学んだことを、アメリカ料理に合わせてつくり替えた。量はふつうより少なめではあるが、れっきとしたアメリカの典型的料理だ。彼は伝統的なベーコン・レタス・トマト・サンドを改良するべく、ベーコンを調理した後に残った脂でエビをソテーし、サンドイッチした。[48]

このアプローチの根幹には、ワックスマンのいう反動的かつ革命的な姿勢がある。[49]彼は物事を決して額面どおりには受け取らなかった。そして、実践も重視する。

『クッキング・ライト』誌の現編集長ハンター・ルイスは、フード・ジャーナリスト時代、料理の勉強のためにワックスマンのもとを訪れた。[50]最初、ワックスマンは彼を丸1日キッチンに立たせようとしたが、彼が料理音痴であることに気づくと、もう少し長く働いて腕を磨くよう勧めた。結局、彼は1年間ワックスマンのキッチンで働き、本当の意味で料理を理解できるくらい料理に没頭した。彼は見事にやり抜き、ワックスマンは彼が真のフード・ジャーナリストになったことを認めた。

どれだけ思考を重ねたとしても、実践学習にはかなわない。失敗でさえ新たな発見をする機会になる。そして、実践学習は実用的でもある。頭のなかの試行錯誤ではなく具体的な試行錯誤を通じて、未来を思い描けるようになるからだ。

こう自問自答しよう——**「脳のエンジンをかけられる行動とは何か？」**

第3章のまとめ

学習効果を最大化するための4つのヒント

動的学習のコツをまとめよう。具体的には、「注意の方向を切り替える」「好奇心を持つ」「アドバイスをうのみにしない」「機械化を逆手にとって成長する」の4つだ。

▼①「心的シミュレーション」で注意の方向を切り替える

脳には、注意を切り替えるスイッチがある。教室で勉強に集中しているときや、具体的な目標に照準を合わせたとき、注意は外側に向いており、〝フォーク〟を使っている。もちろん、フォークが役立つ場面はあるが、〝スプーン〟も忘れてはいけない。注意のスイッチを内側へと切り替え、あなたの直感や心の重心に耳を傾ければ、本当の自分と再び一体になり、教科書に書いてある事実以外へと学習の幅を広げていくことができる。

この集中のスイッチを切り替えることで、あなたという複雑な存在をつくり上げている記憶、夢、価値観、意義、目的の海で泳ぐことができる。そしてそのとき、魔法が起こるのだ！

内側への注意の切り替えは、心が自然とさまよった場合に起こる。しかし、この非集中の時間をもっと計画的に取ることもできる。その切り替えに役立つさまざまな心の道具が知られている。

そのひとつが「心的シミュレーション」だ。何かをしたり何かになったりしたらどういう気分かを想像するのだ[51]。理想の仕事をしたり、理想のパートナーと一緒にいたり、理想の生活を送ったりするのは、どういう気分だろうか？　この非集中の時間では予測能力も使われる。

この妄想を短時間だけ、または気まぐれでやるのはもったいない。きちんと妄想の時間を確保するべきだ。まず、学びたい物事をイメージする。

たとえば、「②『抵抗』を分類し、取り除く」のセクションで紹介した新しいソフトウェアの使い方を例に取ると、まずは心理的な抵抗を取り除くため、あなた自身の目標をイメージする。次に、その目標に到達する方法をイメージする。たとえば、同僚にソフトウェアの使い方を教えてもらい、1週間に2回、1時間ずつ練習を積み、ソフトウェアを使ってやりたい共同作業を想像する。手順を列挙するだけでなく、実際にその出来事を体験しているかのように頭のなかでシミュレーションすることが大事だ。

この心的シミュレーションの一部またはすべてを声に出して行うのも効果的だ。独り言でもいいし、誰かに聞いてもらうのでもいい。また、シャワーや犬の散歩の最中、退屈なときや暇なときなど、心のなかで学習シミュレーションが行えるひとりきりの時間も見つけよう。シミュレーションを行うたび、心の重心が活性化する。

また、心的シミュレーションはＤＭＮも活性化させる。映像を具体的に思い浮かべるほど、そこから意味を抜き出し、心の重心を活性化させることができるだろう。

棚の組み立てマニュアルに従っているのであれ、社内のメールリストを作成しているのであれ、学習中に行き詰まったら、最終目標をなるべく具体的にシミュレーションしてほしい（完成した棚、ユーザーからの返信など）。そうすれば注意のスイッチが切り替わり、心の重心や予測能力が活性化する。そして、ゴールラインにたどり着くためのモチベーションが得られるはずだ。

▼②「好奇心」を高めてエネルギーに変える

人間は生まれつき好奇心を持っている。赤ちゃんはなんでも口に入れてみるし、子どもはごっこ遊びをするし、若者は常識破りの疑問や反抗的な疑問をよく投げかける。しかし、歳を取るにつれて、私たちが生まれ持つ好奇心は鳴りをひそめ、私たちはより固定的な世界観を抱くようになる。

しかし、好奇心があると、学習の効果は明らかに高まる。２０１４年、神経科学者のマティアス・グルーバーらは、19人の学生に１００問を超える雑学問題に答えてもらった。[52] 学生たちは自分の解答の確信度とともに、そのテーマに関する全般的な関心度を報告した。なかには戸惑うような問題もあった。全員が興味を持つような問題ばかりではなかったのだ。

研究者たちは、ｆＭＲＩを用いて全学生の脳の血流を調べた。スキャナーのなかで横たわっているあいだ、全学生がまったく同じ雑学問題と、少し時間を置いて正解を見せられた。

学生が正解発表を期待して待つあいだ、知らない人の顔写真が一瞬だけ画面に映し出された。写真はランダムな刺激を与える目的で用意されたもので、とりわけ気を惹くようなものではなかった。そしてその数秒後、正解が発表された。同じプロセスが１１２回繰り返された。

ｆＭＲＩスキャンのあと、学生たちは雑学問題の正解と顔の記憶に関するクイズに答えた。当然と言うべきか、学生たちは興味のない問題については54パーセント、興味のある問題については71パーセントの割合で正解を覚えていた。問題に対する興味が脳の報酬中枢を活性化させ、おそらく学習効果を高めたのだろう。事実、興味をそそらない問題の答えは簡単に忘れられてしまった。

しかし、それよりも意外な発見があった。好奇心が高まっていたときのほうが、そうでないときと比べて、偶発的に出くわしたこと、つまり知らない人の顔の記憶力さえも高まったのだ。この影響は、１日後も残っていた。好奇心を持つと、長期記憶（海馬）も活性化され、ランダムに見せられた顔を覚えやすくなる。単なる期待感だけでも記憶を刺激するには十分なのだ。

何かを面白いと思うと、それを記憶する可能性が高まる。好奇心を持つと、脳のさまざまな部分が連動し、好奇心を持っている対象だけでなく、同じタイミングで遭遇したほかの物事までも覚えやすくなる。多くのイノベーターはこの二次的なメリットを活かしている。彼らは好奇心をエネルギーにしているので、自分の発見のさまざまな部分を記憶し、意外な方法で結びつける。そして、好奇心から生じる葛藤や驚きに対処するのもうまい。それは彼らの心の重心が決してぶれないからなのだ。

▼③アドバイスをうのみにせずに、まずは「やってみる」

私たちの暮らす世界は、アドバイスしたがりでいっぱいだ。親、教師、自己啓発の専門家、金融のプロ、店員、配偶者など、誰もが自分の考えや意見を進んで述べる。きっとあなた自身もそうだろう。意見やアドバイスを言いたくなるのは人間の性《さが》だ。しかし、アドバイスのやり取りは、実はあなたが思うほど善意に満ちてはいない。

まずはアドバイスをする側だ。2015年、コロンビア大学の心理学者ディーン・モブスらは、アドバイスをする人々の脳を調べた。[53] その結果、自分のしたアドバイスが受け入れられ、誰かの生活向上につながると、アドバイスをした人の脳の報酬中枢が活性化することが判明した。しかし、自分のアドバイスが否定されたり、同じ人に別の誰かがアドバイスしたりすると、報酬中枢は活性化しない。人間には、自分のアドバイスがほかの人々の成功につながってほしいという欲求があるようだ。

ところが私たちは、意識していないとしても、自分のアドバイスで他人が成功するかどうかよりも気にしていることがある。それは、アドバイスが受け入れられるかどうかだ。であるなら、たとえ善意のアドバイスであっても、他人からのアドバイスはうのみにしないほうがいいだろう。

では、アドバイスを受け取る側はどうだろうか？　2009年、エモリー大学の神経経済学者ヤン・エンゲルマンらは、脳イメージングを用いてお金に関する判断をしている最中の脳の様子を調べた[54]。

被験者たちは、確実にもらえるお金と一定確率で当たる宝くじのどちらか一方を選んだ。彼らは毎回選択の前に当たる確率を計算する必要があったが、2回に1回は経済学の専門家が経済的なアドバイスをした。被験者がアドバイスを受け取ると、評価プロセスにかかわる脳の領域の活動が低下した。ところが、専門家がアドバイスを与えなかった場合、被験者たちは自分で計算しようとしたので、「評価」にかかわる脳の領域の活動が高まった。

そう、専門家のアドバイスを聞くと、脳は能動的な評価をやめてしまうのだ。誰かからアドバイスを受けているとき、その人は受動的にアドバイスを聞いてはいるが、能動的に処理したり吸収したりはしていない。言い換えれば、アドバイスをうのみにすると思考はほとんど刺激されない。これは、何かを発見するときとは正反対の状況だ。だから、アドバイスに耳を傾けつつも、そのアドバイスを自分なりにいじくり回してみるべきだ。あなた自身による発見プロセスを最優先するべきなのだ。

アドバイスをうのみにするよりも、椅子を完成させた女の子や、キッチンで実践（失敗）しながら学んでいったジョナサン・ワックスマンのように、試行錯誤するほうがいい。フィードバックを上手にコントロールし、「やって、感じる」という考え方を実践すれば、学習の効果ははるかに高まるだろう。脳のなかにあるバネをだらんとさせておくのではなく、ピンと張りつめさせよう。

▼④「機械化」を逆手にとって成長する

機械はますます職場に普及しつつあるが、それはモバイル機器や高速コンピューターだけではない。ロボットは無数の仕事、おそらくはあなた自身の仕事をも奪いつつある。こうしたトレンドは、あなたの学習の方法や内容、職業上のアイデンティティにまで影響を及ぼす。

「サン・マイクロシステムズ」共同創設者のビノッド・コースラは、やがて医師の8割が機械に置き換わると信じている。[55] 機械学習によって、膨大な量のデータが今よりもはるかに精密に統合され、ずっと正確な診断が可能になると彼は指摘する。もちろん、医師の温かみを求める人々もいるだろうが、常にそうとはかぎらない。

2016年、オーストラリアの研究者マシュー・ウィンターは、腎臓結石の手術を控えた患者が、対面での説明よりも、医師が手術の準備手順を説明するアニメーション動画を観るほうを好むという事実を発見した。[56]この事実は、医師の学習方法や職業観について重要な意味合いを持つ。これからの研修医は診断だけを重視するのではなく、機械の誤差の評価方法や機械診断の強化方法について学ぶべきかもしれない。そして、病床での患者の扱い方だけでなく、手術を待つ患者に対して動画で明確なメッセージを届ける方法も学ぶべきだろう。動的学習のマインドセットを持つ医師の起業家なら、こうした映像ライブラリの制作が大きなビジネスチャンスにもなると気づくかもしれない。

影響を受けるのは医師だけではない。オックスフォード大学の研究者たちは、今後20年間でアメリカの仕事の47パーセントが自動化されると推定している。[57]世界経済フォーラムは、2020年までに500万の仕事がロボットに置き換えられると予測している。[58]その多くは「事務および管理」カテゴリーの仕事だが、その他の部門も影響を受けるだろう。

たとえば、「秘書」の仕事がなくなったとしたら、あなたは仕事を取りまとめる能力をほかにどう活かすだろうか？　あなたが自分の職業アイデンティティや学習を柔軟にとらえ、あなた自身の創意工夫や心の重心を見失わなければ、転職して新しい仕事を生み出すことができるだろう。

ほかのサービス業も影響を受けるだろう。たとえば、「テクノロジック」という企業は料理ロボットを開発した。[59]このロボットは別々の容器から材料を取り出し、アプリから指示されたレシピどおりに料理をつくる。「モメンタム・マシーンズ」は1個10秒でハンバーガーをつくれるマルチタスク・ロボットを開発。[60]近い将来、マクドナルドのクルーは全員このロボットに置き換えられるかもしれない。だからこそ、「スキルアップ」の必要性がこれほど盛んに訴えられている。簡単な仕事から順番に機械に置き換えられていくからだ。新しい仕事では、脳のバネを総動員して動的学習を行うことが重要になるだろう。

機械とうまく共存し、ともに成長していくには、新しい学習の考え方が必要になる。ある部分では機械と競いあい、そしてまた別の部分では機械と協力しあうという考え方だ。そこで出番となるのがあなたの創意工夫だ。後天的なスキルではなく、あなただけが持つ独創的な知恵が重要になるだろう。しかし大切なのは、社会やあなた自身からますます切り離せなくなっている機械のコミュニティのなかで、その創意工夫を活かすことなのだ。

イギリスの起業家ケヴィン・アシュトンは、この新しい人間社会のなかで、機械が私たちとますますつながりあっていく様子を表現して、「モノのインターネット（IoT）」という言葉を提唱した。[61]今では、遠く離れた場所からガレージの扉を操作したり、職場にいながらにして自宅の子どもを見守ったりすることができる。かつてつながりあいの最大の壁だった「距離」は、現代のワイヤレス社会ではもはや壁とはいえないのだ。

脳が「モノのインターネット」の一部だと認識することは、いまだかつてなく重要になっている。なんといっても、脳には電子機器と同じように〝電気回路〟が張り巡らされている。脳を活動させるも休眠させるも私たち次第だ。この活発な電気回路と情報システムを備えた脳は、電子機器や外部の情報ストレージの世界とうまく接続するようできてい

集中マインドセットでの学習法	非集中マインドセットでの学習法
学習中に道に迷ったら、外的な刺激を頼りにして正しい道に戻ろうとする。	道に迷ったら、内なるコンパスに目を向け、「私はどういう人間なのか?」と自問する。あなた自身の創意工夫を最大の道しるべにするべきだ。
肯定的なフィードバックにも否定的なフィードバックにも等しく反応する。	成長型マインドセットを持ってフィードバックをじっくりと吟味する。そのフィードバックは本当に重要なのか?
すばやく前に進むため、早めに失敗し、失敗を糧にする。	脳のバネを再生しないかぎり、早めに失敗することも失敗を糧にすることもできない。自問自答を活かし、臨機応変でありつづけよう。
証拠やデータで次の行動を決める。	データに従うだけでなく、データを生み出すこともあなたの役目だ。解決策をシミュレーションし、イメージすることも重要。
機械とあなたは別のもの。	あなたの脳は「モノのインターネット」の一部。

る。そして、この事実がひるがえって私たちの脳、考え方や行動様式を変えつつある。

２０１０年、グーグルの共同創設者のひとりのセルゲイ・ブリンは、「私たちはグーグルを右脳、左脳に続く第三の脳半球にしたい」と述べた[62]。安心してほしい。彼は半分を3回足すと1になるとかいう新種の数学を発明したわけではない。彼は脳に大量の情報を格納するストレスを和らげるためにグーグルを活用してほしいと言いたかったわけだ。グーグルのサイトに情報の記憶を肩代わりさせることで、私たち自身の思考装置（つまり脳）のスペースをほかの物事のために空けてはどうかと提案したのだ。

つまり、新たに空いた脳のスペースを使って、脳のバネをもっと有効活用したり、あなたの心の重心や創意工夫の声に耳を傾けたりしてみてはどうだろう。ぜひあなた自身と機械との関係を積極的に形づくってみてほしい。自動化できる部分はないか？　機械とチームがつくれないか？　テクノロジーや機械に任せられる物事はないか？　過度に依存しているテクノロジーはないか？　機械を使って時間をもっと効率的に管理できないか？　また、機械どうしを結びつけるコミュニティにも注目してほしい。あなたも機械と同じようにほかの人々とうまくつながりあっているだろうか？

▼学習効果が高まる！「非集中マインドセット」のコツ

動的学習の原理を応用すれば、変化のスピードに適応し、脳のバネを活かして必要に応じて軌道修正ができる。そして何より、内なるコンパスを活かしてあなたが生まれ持つ創意工夫の能力を引き出すことができるだろう。機械的な能力では、人間は機械に太刀打ちできなくなるだろう。しかし、人間的な能力という点では、あなたのほうがまちがいなく一枚上手《うわて》なのだ。

第 4 章

「無意識」に任せれば脳が勝手に働きだす

生産性がめきめき上がる「落書き」の力

同時性こそ、一流の詩に共通する性質だ。

——リロイ・C・ブルーニグ

「脳ふらつき症候群」を回避する
——マルチタスク・マスターの共通点

メールを読みながら電話するというように、ふたつ以上の物事を同時にすることを「マルチタスキング」という。

病気の妻（夫）のことを常に気にかけながらレポートをしあげる、というように、1日のなかで複数のタスクをこなそうとするのも、これまたマルチタスキングだ。さらには、現在の仕事を続けながら副業で別の仕事を始めるというように、長期間にわたってふたつの物事を並行して行うこともマルチタスキングといえる。マルチタスキングでは、常にふたつの物事に均等に注意を振り分けなければならない場合もある。

多くの人々はマルチタスキングの〝能力〟を、仕事ができる証のようにとらえている。しかし、短期的には結果につながったとしても、その効果は怪しい。複数のタスクを実際に終えることができたとしても、マルチタスキングのせいで燃え尽き、クタクタになってしまうことも多い。脳の懐中電灯は電池切れになり、目の前の道がぼやけてしまう。

私はこの状態を「脳ふらつき症候群」と呼んでいる。[1] こうなると、心を鎮めるＤＭＮの影響から実質的に切り離されてしまう。最近、博士課程の学生のケプ・キー・ローと認知神経科学者の金井良太は、メール、テレビ、インターネットなどと複数のメディアを同時利用する人々を調べ、この現象を発見した[2]。

マルチタスキングを行う人々は、いちどにひとつの端末しか利用しなかった人々と比べ、矛盾を検出する脳の領域である前帯状皮質の灰白質密度が低かった。まるで、マルチタスキングがその領域の脳組織を使い尽くしてしまったかのようだった。

さらに悪いことに、マルチタスキングをするほど、DMNと前帯状皮質の接続が悪くなった。その結果、巨大なタスクによって耐えがたい矛盾が生まれた。わかりやすくいえば、混乱、不快感、忘れっぽさなどが生じ、集中しようとすればするほど集中できなくなったのだ。

実生活の例として、次々と注文を受けては料理をつくる即席料理担当のコックを考えてみよう。彼らは複数の注文を念頭に置き、次々と溜まっていく注文票に目をやりながら、卵を割り、パンケーキとハッシュドポテトをひっくり返し、野菜を切り、ベーコン、ソーセージ、ハンバーグを焼き、やっと落ち着いたかと思うと備品を注文する。感謝祭の夕食会を主催した経験がある人なら誰でも覚えがあるとおり、その半分の作業をこなすだけでも、たちまち燃え尽き、来年は絶対にホストなんて引き受けないと心に誓う。私たちが怒りっぽいコックの姿をイメージするのも不思議はない。

しかし、山のような仕事にまったく動じないコックもいる。レストランの窓やカウンター裏のドアの奥をのぞきこんだことがあるなら、そういうコックを見かけた経験があると思う。まるでマジシャンのように、次々と舞いこんでくる作業と一体化し、華麗に作業をこなしていく。多少の汗はかいているが、精神的な乱れなどひとつも見せず、混乱を受け流しながら、次の作業へとスムーズに移っていくのだ。

混沌とした救急救命室で冷静に患者の重症度を見極めるトリアージ・ナースや、災害現場に真っ先に駆けつける初動要員の人々も、同じスキルを持っている。また、複数台のカメラを使ったテレビの生放送を指揮するディレクターにも、マルチタスキングのスキルが必要だ。ディレクターは複数のモニターを同時に管理し、プロンプターが機能していることを確認し、その場その場でカメラのアングルや画面の下部に画像や情報を表示するタイミングを判断していく。そのあいだもずっとイヤホンでフィードバックを聞きながら、マイクで指示を出しつづけるのだ！

では、仕事終わりにぐったりと疲れ果ててしまうコック、看護師、初動要員、ディレクターと、口笛を吹きながら夜明けに寝床につくコック、看護師、初動要員、ディレクターとでは、何がちがうのだろうか？　前者は典型的なマルチタスカーで、確かに仕事はこなせるのだが、まるで髪の毛に火がついたように慌ただしく駆けずり回る。一方、後者の人々は「スーパータスカー」だ。彼らの神経のジャグリングはよりスムーズで、その結果としてより効率的に仕事をこなせる。

このスーパータスキングの能力を備えている人々は一定数いるようだ。心理学者のジェイソン・ワトソンとデイヴィッド・ストレイヤーは、実験で200人の被験者に運転シミュレーターを使用してもらった。[3]前を走る車がたびたびブレーキを踏むので、被験者は衝突しないようよくよく注意する必要があった。これはのろのろ運転の道路を走っているような状況だ。

さらに、マルチタスキングの調査として、被験者たちは運転中に計算問題を解く必要があった。しかも、計算問題の合間に見せられるふたつから5つの単語を覚えるよう指示された。実際に幹線道路を走りながら同じことをしているところを想像してみてほしい。何も考えずにケータイでしゃべるよりもよっぽど注意力が必要だ。

当然、ほとんどの人々は同時作業ができなかった。ところが、全体の2・5パーセントだけだが、特別な人々がいた。彼らの運転はマルチタスキングの影響を受けなかっただけでなく、かえって運転精度が向上した人さえいたのだ。

しかし、スーパータスキングに必要な神経の接続を生まれつき持っているかどうかは別として、一定量の練習を積めばスーパータスキングの能力を鍛えられるのは確かだ。あなたにも経験があるだろう。ふたつ（以上）の仕事を同時にやりつづけるうちに、その仕事を同時にこなす要領がつかめていく。あるいは、いつまでたってもできるようにならず、そろそろ転職のタイミングだと気づくかもしれない。

しかし、何時間、何か月、何年と練習を積まなくても、マルチタスキングが得意になれるとしたら？

HINT!

スーパータスキングのコツを身につけよう

常に慌ただしく、スポットライトを浴びつづけるハリウッドの世界においてさえ、ライアン・シークレストは飛び抜けた存在だ。彼の仕事ぶりは業界全体で広く尊敬を集めている。彼はエミー賞に数回ノミネートされただけでなく、本書の執筆時点では1回獲得さえしている。熱々のフライパンの上のポップコーンのごとく忙しく飛び回る彼は、「ハリウッドのマルチタスキングの達人」と評されている。[4]

そんな彼のことをもっとも絶妙に表現したのが、テレビ司会者のジミー・キンメルだ。「失業率が8パーセントを超えるのもよくわかる。ライアン・シークレストがいるせいだよ」

ほとんどの日、彼は午前6時から10時までラジオ番組「オン・エアー・ウィズ・ライアン・シークレスト」の司会を務める。[5] 残りの時間は、8つのリアリティ番組や台本つき番組のエグゼクティブ・プロデューサーとしての職務をこなし、2016年までボーカル・オーディション番組「アメリカン・アイドル」の司会も務めた。さらにはファッション・ブランドも立ち上げたし、重い病気やケガを負った子どもたちのための慈善活動にも熱心だ。そんな激務のなかでも、彼は見事な体形を維持し、噂によればデートの時間までちゃんと確保しているらしい。

一見すると、シークレストと同じ生活はどう考えてもできなそうに思える。しかし研究によれば、スーパータスキングのコツを学ぶことで、いくつもの仕事をやすやすとこなす彼のような能力をたぐり寄せることはできるのだ。

スーパータスカーの脳はどこが優れているのか？[6] 要するに、スーパータスキングができるコック、看護師、初動要員、ディレクターは、競合する情報を記憶し、えり分け、管理するのにちょうどいい容量を脳に与えているのだ。彼らは脳を鍛えるさまざまな戦略を用いて、神経の接続がない場所にその接続をつくり、思考や行動の重複を避け、効率的で疲れ知らずなマルチタスカー、つまりスーパータスカーになっているのだ。

何を同時に行うのであれ、認知のリズムはスーパータスキングに最適な状況をつくり出すことがわかっている。[7] すべての戦略に共通するのは、非集中のパワーを呼び起こすという点だ。

DMNにリズムを取り戻し、「ストレス」を解きほぐす

ストレスは必ずしも悪いものではない。適度なストレスは仕事のモチベーションづくりとして常に必要だ。[8] しかし一定限度を超えると、よいストレスは悪いストレスへと変わり、脳をカオス状態へと導く。ＤＭＮの機能は阻害され、認知のリズムは失われてしまう。

最近の調査で、医学生のふたつのグループが比較された。[9] 一方のグループは研修医プログラムに応募中で、医師のキャリアのなかでも格段に高いストレスを受けていた。もう一方のグループはまだ研修医になる段階までいっておらず、それほどストレスを感じていなかった（ただし、まちがいなく疲れてはいた。医師を目指す人は全員そうなのだ）。

あまりストレスを感じていない医学生と比べ、研修医プログラムに応募中の学生のDMNは脳の残りの部分とあまり接続されておらず、脳のループから除外されていた。さらに、脳の矛盾検出中枢が脳内のカオスを長期化させていた。常に神経を張り詰めて待ち、結果はどうだろうかと考えていると、脳にカオスと疲労が生じる。これこそ、スーパータスキングではなくマルチタスキングをしている脳の典型的パターンだ。

ストレスを軽減する方法はたくさんある。[10] 運動と瞑想は人気があり、しかも効果的だ。どちらもDMNの機能を正常化させ、脳を本来の調子に戻す働きがある。[11] または、独り言を用いて、あなたの置かれている状況を「もうすぐ過ぎ去る激動の時期」「スーパータスキングの練習を集中的に行う時期」と前向きにとらえ直す手もある。[12] すると扁桃体の活動が低下し、DMNがよみがえり、認知のリズムが正常に戻る。[13]

直感に反するかもしれないが、すでに無数の作業を並行して行っているときは、あえて別の作業を追加するといい。しかし、（いい意味で）意外なのは、遊び心のある楽しい作業を追加したほうが効果的であるという点だ。どんどん増えつづける作業を一時的に忘れさせてくれるようなものがいい。その作業に没頭すれば、脳は安堵のため息を漏らすだろう。[14]

だからこそ、グーグルのような企業は、無数の仕事をバリバリとこなす社員たちのために、ゲーム、スポーツ、ジムの設備を提供している。[15] 経営陣は、非集中の時間によって社員の時間の使い方がずっと効率的になることを知っているのだ。

テレビゲームがお好きなら、認知神経科学者のE・L・マクリンらの研究について考えてみてほしい。[16] 彼らは「スペース・フォートレス」というテレビゲームを使って人々にマルチタスキングの訓練を積ませた結果、テレビゲームをプレイすることで、非集中状態の周波数のひとつであるアルファ波の強度が増すことを発見した。アルファ波の多い状態になると、マルチタスキングは容易になった。荒い波のなかではなく、平穏な海を泳ぐようなものだ。アルファ波モードになると脳は元気になり、注意を切り替えやすくなる。これはスーパータスキングの特徴だ。

では、このような遊びをどれくらいの頻度で行えばよいのか? 鉄則はない。医科大学院時代の私の場合、45分間連続で勉強したあと、ちょっとした遊び（屋外の散歩、友人とのおしゃべり）をするだけでストレスが和らいだ。集中力の限界は人それぞれだし、何をしているかによっても少し異なるが、ストレスを脱水症状と考えるとわかりやすい。1日じゅうこまめに水分補給をすれば喉が渇かなくてすむように、こまめに休憩補給をすればストレスに押しつぶされずにすむ。

もちろん、忙しくなってきたらキッチンを抜け出そうとか、仕事の真っ最中にうとうとしようとか言っているわけではないので誤解なく。ただ、マルチタスキングの前や最中に、ほとんど脳を使わない無関係な作業を加えるだけで、ＤＭＮが温まり、脳がリラックスする。脳がリラックスすれば、脳のギアを別の段階へと切り替えることができるのだ。

HINT!

加齢による能力低下に逆らえるか？

スーパータスキングの訓練は、頭の回転が速い若者向けだと思っているなら、次の結果にきっと驚くはずだ。年齢は必ずしも訓練の効果を制限するわけではないのだ。

２０１３年、運動学者のホアキン・アンゲラらは、「ニューローレーサー」という3次元のテレビゲームを用いて、人々にスーパータスキングの訓練を行った[17]。その結果、60～85歳の男女のほうが、このゲームで訓練を積んでいない20歳の人々よりもスーパータスキングの能力が高まった。もちろん、20歳の人々に訓練を積ませれば、彼らのほうが上になるだろうが、ひとつだけ確かなのは、訓練次第で加齢によるマルチタスキング能力の低下に逆らえるということだ。

「無意識」という名の寡黙なパートナーに頼る

無意識の脳は、意識的な脳にとって寡黙ながらも心強い人生のパートナーだ。この意識と無意識の協力関係については、現代の情報処理心理学が確立するずっと前から知られていた。[18]

たとえば、19世紀後半の教養人たちは「自動書記」と呼ばれる現象に魅了された。別の作業をしながら文章が書けるといわれる現象だ。詩人のウィリアム・バトラー・イェイツの妻ジョージ・ハイド=リースを筆頭に、彼らは自分の体が何者かに乗っ取られている感覚を訴えた。[19] この解離状態に陥ると、〝外部〟の力によっていやおうなく文章を書かされるのだという。シャーロック・ホームズの生みの親サー・アーサー・コナン・ドイルさえも、この心霊現象を現実のものととらえていたくらいだ。[20]

しかし、心理学者のウィルマ・クーツタールは、この非常にリアルな現象がおそらく脳の自動プロセスとかかわっていると説明した。[21] このプロセスでは、脳が意図を持って意識的に何かをする状態から、記憶や知識が自動的に呼び起こされる意識レベルへと切り替わる。やるべき作業がひとつ減ったことで、脳は別の作業に集中できるようになるわけだ。

心理状態を自発的に切り替え、自動的なプロセスを呼び起こすのは、控えめに言っても難しそうだが、実はあなたも無意識のうちに常に実行している。[22] 同僚の手があなたの握手できる位置に伸びてくるのが見えると、脳はその映像を視覚的にとらえるだけでなく、実際に握手するようあなたの手を導く。相手の手をぽかんと見つめつづけたりはしない。意識的なプロセスが同僚の手を見る働き、無意識のプロセスが手を導く働きをする。そのおかげで、自分の手の持っていく先（つまり同僚の手）をまじまじと見つめなくてもすむわけだ。

この場合の「見る」と「導く」のふたつの作業は、別々の視覚システムが担当している。[23]「見る」は腹側皮質視覚路（目と脳を結ぶ神経細胞の集まり）がかかわる意識的な行動であり、「導く」は背側皮質視覚路（腹側皮質視覚路の後ろにあって、やはり目と脳を結ぶ神経細胞の集まり）が担当する無意識の行動だ。

このふたつの視覚路は脳の別の部分へとつながっているため、「見る」と「導く」を同時に実行できる。「見る」だけで「導く」機能が働かなければ、同僚の手をまじまじと見つめつづけるはめになるだろう。これは控えめに言っても気まずい。逆に、「導く」機能は正常でも「見る」機能が働かなければ、手をつかみそこねてしまうだろう。

スーパータスキングができない人々は、「見る」と「導く」のバランスが崩れている。具体的にいえば、「導く」神経細胞を信頼しきれていない。肩の力を抜いて無意識の脳に仕事をさせる代わりに、目の前の作業の細部にとらわれてしまう。これは伸びてきた手をまじまじと見つめつづけているのと同じことだ。


HINT!

「未知」への恐怖を克服しよう

無意識の脳には、あなたを怯えさせる感情や体験が詰まっている。[24]怒り、恐怖、性的衝動、孤独、欲求、疎外感など、あまり表れてほしくない感情が無意識のなかに渦巻いている。そうした感情や体験はあなたを無意識に「導く」システムと密接な関係を持ち、潜在意識のなかではかなりはっきりとした部分でもある。

私たちはそのことを十分に承知しているので、集中から非集中にスイッチを切り替えるのをためらってしまう。非集中にスイッチを切り替え、潜在意識を呼び覚ませば、先ほどのような不快な感情の扉を不用意に開けてしまうかもしれない[25]。

しかし、その一歩を踏み出さないかぎり、「意識的なあなた」がスーパータスキングを試みようとする。これでは角を曲がるたびにアクセルではなくブレーキを踏むようなものだ。ブレーキが消耗するだけでなく、すべって車が道路を飛び出してしまう危険性もある。だから、よいものも悪いものも両方ひっくるめて、あなたの無意識のなかにあるものを総動員させるべきだ。そうすることで、スーパータスキングがよりスムーズになるだろう。

▼「落書き」で無意識の脳にエネルギーをためる

無意識の脳を活性化させ、あなた自身を集中の魔の手から解き放つひとつの方法が「落書き」だ[26]。前にも話したとおり、落書きはＤＭＮの活動を高め、意識的な脳を集中状態から解き放つ働きがある。

落書きをしてみると、一見してランダムなものを描いている自分に気づくだろう。しかし、その落書きはおそらく見かけほどランダムではない。精神分析学者で内省的ジャーナリング〔ジャーナリングは自分の考えを思うままに書きつづっていく心理療法の一種〕の先駆者でもあるマリオン・ミルナーは、落書きによって意識の壁が壊され、無意識の自己が呼び覚まされるのだという[27]。あなたの絵は、脳の見えない部分で起きている出来事を象徴しているというのだ。

心理学者のロバート・バーンズも、落書きの研究に人生の大部分を捧げてきた[28]。彼はイギリスのテクノロジー、ニュース、評論サイト「レジスター」に掲載されたインタビューで、落書きが心の内部の働きについて多くを語ると述べている。電極を通じて脳と接続された脳波図が針で脳の活動を記録するのと同じで、手を通じて脳と接続された落書きも脳の活動を明らかにするのだという。

スーパータスキングのために仕事中に落書きするのがためらわれるなら、こう考えてみてほしい[29]。2007年までの44人のアメリカ大統領のうち26人は、みずからも認める落書き好きだった。大統領職ほどスーパータスキングが求められる職業はないだろう。ドイツのルネサンス期の画家、版画家、理論家のアルブレヒト・デューラーや、ロシアの文豪フョードル・ドストエフスキーも、よく落書きをした[30]。

実際、ドストエフスキーは『冬に記す夏の印象』で、意識的な脳が邪魔する場合もあると指摘した。「シロクマのことは考えるなと自分に課してみるといい。するとシロクマのやつが次々と心に浮かんでくるだろう[31]」。早くも1863年に、彼は意識的で集中した思考が裏目に出ることもあると気づいていたのだ。
それから1世紀以上がたち、社会心理学者のダニエル・ウェグナーの研究で、ストレスのかかるジャグリングの最中に「ボールを落とすな」と考えると、ボールを落とす確率が高まることが証明された。[32] 意識的な脳が邪魔をしてエネルギーを消費し、あなたを「導く」無意識の脳のエネルギーが空っぽになってしまうわけだ。

HINT!

音楽の持つパワーで「脳のスイッチ」を切り替える

歳を取ってからでも、4か月間の音楽の訓練を受けるだけで、集中と非集中の能力が高まる。[33] さらには、全体的なIQや書き取り能力も向上する場合がある。[34] 脳スキャンによると、音楽の訓練を積むことで、脳の指を動かす領域や聴くことにかかわる領域の活動が活発になる。[35] これは意外でもないが、非集中にとって重要なことに、右脳と左脳を結ぶ脳の橋に当たる部分も強化される。脳の橋の〝車線〟が増えれば、思考の流れはよりスムーズになる。

ピアノの演奏では右手と左手で別々のパートを弾く。しかも、たいていは右手と左手で動きのパターンが異なる。いちどに片手ずつ集中するわけにはいかない。両手に集中する必要があるのだ。そのために、脳は非集中へとスイッチを切り替える。どちらか片方の手への集中を解くと、注意力はより深まっていく。特に、音階のような単純なパターンではなく協奏曲を演奏しているならなおさらそうだ。
いちどにひとつの作業に集中するのでは（順次処理）、脳のボトルネックはいっそう悪化してしまう。[36] 一方、脳の並列回路をオンにし、集中から非集中へと脳のモードを切り替えれば、脳は両手へと注意力を均等に振り分け、スーパータスキングを行えるようになるのだ。

「重複の削減」で脳のボトルネックを解消する

電話をしながらメールに返信するには、読む、書く、聞くを同時に行わなければならない。しかし、脳はいちどにひとつの作業しかきちんと実行できないことが多い。まるで脳内のチェックポイントが1か所にしかなく、実行すべき作業を一列に整列させなければならないようなものだ。

多数の作業がたった1か所のボトルネックに押し寄せると、たいへんなことになる。車でオンランプから渋滞中の高速道路に入るところを想像してほしい。脳内で新しい思考が直面するのはそんな状況だ。思考は停滞し、やがて脳内で思考の渋滞が発生してしまう。そういう状況に陥ったときは、マルチタスキングをやめ、脳をスーパータスキング・モードへと切り替えるサインととらえるべきだ。

2015年、神経科学者のオマル・アル＝ハシミらは、特定の人々の脳がどうボトルネックを切り抜けるのか、脳がどう巧みに車線変更しながら道を進んでいくのかを調べた。[37]彼らが用いたのは先にも登場した「ニューロレーサー」というテレビゲームだ。このゲームは、プレイヤーがひとつ、または複数のタスクを同時に実行するようできている。たとえば、プレイヤーは車が道路からはみ出さないよう運転しながら、道路上のさまざまなサインに対応する。サインの数はゲームの難度が上がるにつれて増えていく。注意すべき物事の数が増えると、脳内で情報のボトルネックが生まれる。

一部のプレイヤーはすばらしいマルチタスキング能力を発揮した。彼らは反応時間が短く、ミスが少なく、運転も正確だった。研究者たちは、集中力を緩めてタスク間のすばやい切り替えを可能にする上頭頂小葉が鍵を握ると指摘した。上頭頂小葉は、前回中断したところからすばやく作業を再開できるよう、通常よりも長く情報を短期記憶にとどめておくことで、脳の資源を効率的に管理する働きも持つ。

もうひとつ、ボトルネックを和らげる方法が「重複の削減」だ。複数の作業をひとつにまとめて時間を節約するのだ。同じ日に、友人を迎えにいく用事と、その友人の家の近くのスーパーで買い物をする用事があるとしたら、その共通点に着目する。すると、どちらも同じ地域を車で走る必要があると気づく。

このように、いったん立ち止まって重複を減らす方法を意識的に考えるのは、最初は時間がかかるかもしれないが、個々の目標に集中するのをやめ、どの目標とどの目標をまとめることができるかと工夫を凝らすだけで、一時的にボトルネックを解消できるだろう。そして練習を積めば、このプロセスをずっと自動的にできるようになる。

HINT!

体を動かしてマルチタスク脳を刺激しよう

必ずしも意識していないかもしれないが、あなたの体は常にスーパータスキングを行っている。歩行は、スーパータスキングの基本中の基本だ。足やお腹周りのさまざまな筋肉群を使うし、歩く方向を見る必要もある。

神経のスーパータスキングを向上させる運動もある。近所のジムに行けば、「ViPR(バイパー)」という運動器具が置いてあるかもしれない。長さ1メートルあまりの円筒状のゴムの棒で、両手を通してつかめるよう側面のところどころに穴が開いている。マルチタスキングの練習をするには、この棒を肘が曲がらないように持ち上げて、片膝をついて上半身を左に回すだけでいい。この持ち上げて体をひねるというシンプルな動きだけでも、いくつもの物事を同時に考える必要がある。

この運動は、スーパータスキングする脳のウォーミングアップを行い、脳にボトルネック解消の訓練を施すにはぴったりだ。「認知の身体化」と呼ばれるこの手法は、肉体の変化が認知の改善につながりうるという事実をもとにしている。

▼「認知の柔軟性」を活かして複数の作業を同時にこなす

一心不乱に作業に励むのではなく、あなたの認知の柔軟性を活かせば、やるべき作業をまとめ、ボトルネックを解消することができる。少しだけ心に余裕を持たせれば、脳のエネルギーを節約し、脳をリラックスさせることができるし、無意識の非集中プロセスをバリバリとこなすだけのエネルギーを蓄えておける。あなたの脳は作業を始め、中断し、切り替え、また再開する、というプロセスを自由自在に繰り返すだろう。非集中の力を信じるだけで、それができるようになるのだ。

最近、私は友人の家で夕食をとっていたとき、認知の柔軟性を目の当たりにした。私がその友人とキッチンに立っていると、彼女はキャセロール鍋をオーブンに入れ、残り物のローストチキンと野菜を入れたフライパンを火にかけ、ベーコンを炒め、これまた残り物のマッシュドポテトをレンジで温めはじめた。そのあいだも彼女はずっと私と会話し、ときどきやってきては人生に関するおかしな（でも面白い）質問をする10歳の娘の相手をしていた。

彼女は落ち着いた様子でリズムよく一つひとつの行動をこなしていった。ひとつの作業にかかりっきりになることなく、自由自在に作業を始めたり中断したりした。彼女の認知の歯車がぐるぐると回転するのが見えた。

最初に温めたのは鍋だ。彼女はときどき鍋の様子を見ては、オーブンの温度を調節した。しばらくすると、彼女はチキンと野菜をフライパンに入れて中火にし、たまに肉をひっくり返したり、野菜を炒めたりしながら10分くらい火にかけた。そして、料理が完成する数分前にベーコンを炒めた。

ローストチキン、ベーコン入りマッシュドポテト、野菜炒め、キャセロールがお皿に盛りつけられたのを見たとき、私は彼女がボトルネック解消の名人だと気づいた。出たり入ったり、あっちへ行ったりこっちへ行ったり、いじってみては待ってみたり。成功を呼びこんだのは、その認知のリズムだ。まるで繁盛店のコックのように、彼女はてきぱきと作業を切り替えていった。それは猛練習を積むだけでなく、途中で手を止め、しばらくしてからまた再開するという心の柔軟性がなければできないことだ。

クライマックスはまちがいなくすべてができあがる最終段階なのだが、それ以前に、一つひとつ所要時間の異なる調理をオーブン、レンジ、フライパンに任せるだけの柔軟性と信頼が必要だ。料理を1品ずつ順番に完成させることにこだわらず、複数の作業を行ったり来たりするだけの頭の柔らかさがいるのだ。

フィードバックを最適化して「脳のパワー」を節約する

私の友人はてきぱきと料理をつくったが、チキンを串で刺してみる、鍋の様子を確認するといったフィードバックを絶えず求めていなかったら、あれほど完璧な料理は完成しなかっただろう。

フィードバックがなければ、脳は結果の善し悪しを判断できない。すると、マルチタスキングは難しくなる。だが、重要なのは検討するフィードバックの「範囲」であることがわかっている。

認知科学の研究者ハンスイェルク・ネトらは、マルチタスキングが行われている状況で、局所的なフィードバックと全体的なフィードバックの効果を比較した。[38]彼らは「タ－ダスト」（「ジャグラー」を意味するペルシア語に由来）というコンピューター・プログラムを用いて、マルチタスキング行動、複雑なシステムの管理、持続的な監視行動について調べた。

実験中、被験者たちはコンピューター画面を通じてあるゲームに10回挑戦した。ゲームは1回5分で、毎回6つのタスクをこなす必要があった。

その「タスク」とは、ボタンを押して垂直の白いバーに黒いゲージを満たしていくというものだ。ボタンを押すとゲージの高さが上がり、離すと下がっていく。目標はすべてのバーでなるべく高い位置まで黒いゲージを満たすこと。いちどに押せるボタンはひとつだけなので、押すボタンをすばやく切り替えなければならない。しかし、バーのなかにはゲージが上がりにくいものも含まれており、バーによってゲージの上がり下がりする速度がちがった。5分後、被験者は結果についてフィードバックを受け取った。

その結果、どんな種類のものであれフィードバックを受け取るとマルチタスキング能力が向上することがわかった。しかし、局所的なフィードバック（直前のゲームについてのフィードバック）のほうが、全体的なフィードバック（1日の総合結果についてのフィードバック）よりも、マルチタスキングに対しては効果があった。

私の先ほどの友人はキッチンで、チキンに串を刺して火の通り加減を確かめ、残りの調理時間を判断するためのフィードバックを受け取っていた。もし彼女がチキンに串を刺したあと、過去のすべてのフィードバック（少しずつ焼き加減のちがうチキンに関するすべての情報）を考慮していたら、フィードバックの分析に延々と時間がかかっていただろう。しかし、彼女が求めたフィードバックはシンプルだった。彼女は現在の火の通り加減だけに着目し、次へと進んだ。そして、それだけでも彼女（と私）にとっては十分だったのだ。

フィードバックがなければ、脳は困惑してしまう。1日のなかでやることが無数にあると感じるときは、意識的にフィードバックを求めるのも、状況を整理するひとつの方法だ。作業を進めていれば脳が自動的に情報を更新していってくれると期待してはいけない。脳に局所的なフィードバックを与えるべきだ。いったん立ち止まって直前の行動を振り返り、次の行動とどう結びつくかを考えよう。作業の手を止めて、一時的に非集中の時間を取れば、効率的なやり方になるよう工夫できるだろう。

ただし、局所的なフィードバックが効果を発揮するような疑問を掲げることが大事だ。たとえば、外傷関連の手術を数多くこなす救急救命室の医師なら、「3つ片づいた。残りは7つだ」と言うかもしれない。これは全体的なフィードバックであり、その日のそれまでの仕事について総合的に述べている。あるいは、「直前の手術はうまくいった」と言うかもしれない。これは局所的なフィードバックであり、直前の作業だけについて述べている。

だが、「直前の手術はうまくいった。でも次の手術では、縫合の前に一滴の血液も残っていないように、乾いた血をすべて拭き取るようにしよう」と言ったらどうだろう。局所的なフィードバックをほんの少し具体的にするだけで仕事が改善する。

こうしたフィードバックを自分に与える時間を取れば、一時的には仕事の流れが止まるが、縫合のプロセスをいじくり回すことができる。そして毎回縫合の効率があがり、意識的な脳のパワーを大幅に節約することができる。この考え方を習慣づければ、脳のスーパータスキング能力が鍛えられるだろう。

相互関係を探し出し、「脳内パーソナル・ショッパー」を味方につける

スーパータスキング・モードの脳は、何か作業をしながらも常に未完了の作業を記憶し、いつでも別の作業に戻れるよう待機している。電話が鳴ったとしても、フライパンを火にかけていることを忘れたりはしないし、作業を進めつつも、やり残した目標について戦略を練り直している。

こうした機能をつかさどる脳の領域が「前頭極」だ。前頭極はあなたの「パーソナル・ショッパー」〔アメリカの百貨店などで、顧客に付き添い、要望に合った商品を提案してくれる店員〕のような働きをする。あなたが試着をするあいだ、検討中の衣料品が入った買い物かごを持っていてくれる付添人と考えてみてほしい。前頭極は、完了したばかりの作業を念頭に置きながら別の作業を進める必要があるときに、とりわけ活発になるようだ。

たとえば、ちょうどメールを開封したときに電話が鳴ったとしよう。電話を取ったとたん、こんどは上司がやってきて緊急の用件が書かれたメモを置いていく。あなたは電話を終え、メールに返信するのを忘れないようにしながら、緊急の用件を片づける。あなたが緊急の用件を片づけているあいだ、あなたの脳のパーソナル・ショッパーはメールのメッセージを携えてそばに待機している。研究によると、前頭極に損傷を負うとマルチタスキングがずっと困難になることがわかっている。

前頭極は、物事どうしを関連づけるのがうまい。似たような物事どうしだけでなく、「意味的距離」のある物事どうしを結びつけるのも得意だ。たとえば、鳥と飛行機はまったく別のものだが、どちらも翼を持つという点で意味的距離はまあまあ近い。しかし、飛行機とキツネの意味的距離はもっと遠い。前頭極はこうした概念どうしの関係性を探し出す。

意味的距離が遠ければ遠いほど、前頭極はふたつの物事どうしを関連づけようとする。たとえば、前頭極は飛行機とキツネに共通の目的があると気づく。複雑な地形のなかを巧みに進んでいくキツネの注意深さが、パイロットの参考になるかもしれない。こうして考えれば考えるほど、類似点が見つかっていく。脳のパーソナル・ショッパーはたぐいまれなる照合能力を使ってそれを実現するのだ。

脳のこの領域を鍛えるには、さまざまな関係性を見つける時間を設けるといい。まずは週に15分間、シャワー中や暇な時間にこの練習を行ってみよう。クロスワード・パズルや数独の絶好の代わりになるはずだ。まずは寝室、次にすべての部屋にあるモノを比べてみよう。関係性を探すのは、待っている最中の「落書き」や、さまざまな概念をこねくり回す「いじくり回し」の手段としてはぴったりだ。それは集中した心の旅ではなく、物事の関係性に気づく発見の旅なのだ。

この脳のパーソナル・ショッパーはDMNの一部だ。脳を非集中モードに切り替え、関係性を探したり、関係性が見えてくるのを待ったり、別の視点からとらえるためにモノをいじくり回したりしていると、DMNの活動が高まる。しかし、1日じゅうせっせと働きつづけていると、こうした関連づけを行う時間はほとんどない。

HINT!

類推思考で「心の柔軟性」を取り戻そう

司会者のライアン・シークレストはかつて、どうすれば10の仕事を同時にこなせるのかとたずねられたことがある。そのひとつの方法は「まとめること」なのだと彼は言う。彼はやるべき仕事や行くべき場所をなるべくひとつにまとめるようにした。たとえば、彼のラジオ番組のスタジオは、彼のあるテレビ番組のスタジオと廊下を隔てているだけだった。彼の脳は物事どうしの意味的距離を大幅に詰め、パッと見ただけではわからない関係性を見つけ出すのがうまいといえる。

関係性を見つけるのは、「類推」と呼ばれる思考の一種であり、自発的に行われるものだが、意識的に行う習慣をつけると役に立つ。類推を行う人々は、ふつうの人々と比べて頭が柔らかく、思考が柔軟だ。こうした心の柔軟性は、認知のリズムを身につけるきっかけになる。

だからある日、料理、掃除、職場のチーム・ディスカッションの進行、レポート、親友との約束をすべてこなさなければならないとしたら、あなたの脳のパーソナル・ショッパーにこれらを関連づけてもらい、1日をスムーズに送る方法を見つけてもらおう。そのためには、こう自問自答すればいい。「これらをすべて結びつける方法は?」

「フィルター」をつくって気が散るのを防ぐ

スーパータスキングの最大の敵は気が散ることだ。気が散ると、集中と非集中の流れが断ち切られ、認知のリズムではなく認知の混乱が生じかねない。そこで重要なのは、気が散る原因をとらえて未然に食い止める「フィルター」をつくることだ。

2010年、脳研究者のトッド・ケリーとスティーヴン・ヤンティスは、注意力を鍛えることで気が散るのを防げるという事実を発見した。[39] それでも雑念は襲ってくるが、ふたりの手法を身につければ、あなたに無関係な考えを突っぱね、関係のあるものだけを取り入れることができる。

彼らは実験で、被験者に正方形を見せた。正方形といっても、4本の線で囲まれた図形ではなく、小さな円を正方形状に敷き詰めたものだ。円には赤と緑のものがあり、被験者は赤と緑のどちらが多いかを瞬時に判断する必要があった。そのあいだ、被験者の気を散らせ、集中力を削ぐような画像が四角形の周囲に表示された。しかし、正方形だけに意識を集中させる訓練を被験者に繰り返し積ませると、赤と緑の数の多少を判定する能力が大きく向上した。

中前頭回は、前頭葉の両側、上部と下部の中間にある一連の組織であり、訓練を通じて気が散るのを防ぐフィルターのような役割をさせることができる。

気が散るのを防ぐフィルターには、「能動的」なタイプと「受動的」なタイプの2種類がある。能動的なフィルターは、気が散る要因を前もって予期し、それを無視するよう準備する。これこそケリーとヤンティスが被験者たちに教えた方法だ。一方、受動的なフィルターは、気が散るような要因が不意に襲ってきたとき、水際でピシャリと払いのける。どちらにしても脳のエネルギーが必要だ。なので、集中してマルチタスキング作業をひとつずつ片づけようとするよりも、少し集中力を抑え、不意に襲ってくる雑念に柔軟に対処するエネルギーを残しておくほうが得策だ。

不要な情報が入ってくるのを阻止すれば、脳内のアルファ波とベータ波の調和は増す。集中と非集中の脳波がより足並みを揃えるわけだ。気が散る要因を食い止めれば、文字どおり認知のリズムが活性化する。だから、1日のなかで気が散る要因を意識的にリストアップしておくと便利だ。

たとえば、フェイスブックの通知音でたびたび仕事を邪魔されるとしたら（まちがいなく現代特有の要因だ）、通知音が鳴ることを予期し、通知音が仕事の邪魔になると自覚することができる。あるいは、通知自体に気づかないよう通知音をオフにしてしまえばもっと話は早い。そうすることで、スーパータスキングに必要な注意力を確保できる。

しかし、なかには私たちの気を散らせるどころか、注意を完全に奪い取ってしまう要因もある。こうした要因には先ほどと同じ方法では対処できない。

2010年、神経科学者のウェスリー・クラップらは、無関係な刺激に直面すると人間は気が散るという事実を発見した。[40] たとえば、あなたが職場で重要なメールを読んでいるとき、姉からネコの面白動画が送られてきたとしよう。これは単なる気が散る要因だ。メールとは無関係な情報なので、見るのを後回しにしたり無視したりすることもできる。

一方で、上司から新しい納期について緊急のメールが送られてきたらどうだろうか。こちらは無視するわけにはいかないので、あなたの注意を完全に奪い取る要因となる。

いずれもあなたの脳に特殊な影響を及ぼす。あなたの短期記憶を揺さぶり、直前の出来事を忘れさせるという点では同じだが、あなたの注意を奪い取る出来事は気を散らせる出来事よりもはるかに深刻な影響を及ぼす。

気が散ると、中前頭回と視覚野（＝見る脳）との連絡が阻害されるが、消滅するわけではないので、脳はそれまでしていたことをまだ覚えていて、いつでも前の作業に戻ることができる。

しかし、注意を奪い取られると、作業の切り替えによって中前頭回と視覚野との連絡が破壊される。気が散る要因を見極め、食い止めないと生産性は低下するが、あなたの注意を奪い取るような要因は、それよりもいっそう破滅的な影響を及ぼす場合があるのだ。

なんの邪魔も受けずに1日を過ごすことなど不可能だが、たまにはスーパータスキングを邪魔する要因を絶対に入れさせない時間をつくるのもいいだろう。

たとえば、どうしても邪魔の入ってほしくない仕事を「邪魔NG」と指定し、邪魔の入りそうもない場所や方法で仕事に没頭するのもひとつの手だ（ケータイ通知の音量を下げるだけでなく、しばらく電源をオフにするなど）。私は医師として、処方箋を記入する時間だけは邪魔が入らないようにしている。患者にとって、その時間に私が電話に出たり誰かと会話したりするのは命の危険にもつながるからだ。

第4章のまとめ

生産性を最大化するためのふたつの理想像

上達したい分野があるなら誰でもそうするように、スーパータスキングの能力を磨くには、毎日の練習が効果的だ。ぜひ毎朝、心をスーパータスキング・モードに切り替える時間を取ってほしい。

本章で説明した手法を実践するには30分くらいあれば十分だろう。もちろん、すべてをいっぺんに実践する必要はないし、ひとつやふたつを省略してもかまわない。大切なのは一定の非集中タイムを設けることだ。そうすればきっとスーパータスキング能力が高まるだろう。

スーパータスキング能力を磨く際には、次のふたつの理想像をイメージしてほしい。

▼①遊び心あふれる「ジャグラー」——成長への欲求を自由に満たす

何事も順番どおり几帳面にこなすことに慣れきっていると、ふたつ以上の作業をジャグリングするのは悪夢に思えるだろう。考えただけでも冷や汗が出るかもしれない。しかし、あなたの脳はいくつもの作業をジャグリングするようできている。だとしたら、あなた自身のジャグリング能力を発掘し、鍛えることに1日の一部を費やしてみてはどうだろう？

まずは遊び心を持とう。恐怖心を持ってジャグリングと向きあってはいけない。むしろ、街の広場で帽子を足下に置き、投げ銭を期待しながら満面の笑みでジャグリングをするジャグラーになりきるのだ。そうすればアルファ波が湧き出し、ストレスが吹き飛ぶにちがいない。

意外にも、遊びは集中力を高める。実際、遊びによって動物の脳の前頭葉は成長する。人間の子どもの場合も、遊びによって衝動性が減少し、ランダムな行動が抑制される。

2007年、神経科学者のヤーク・パンクセップは、子どものADHDが遊びの不足によって引き起こされるという説を提唱した。[41] 彼の説明によれば、遊び（遊ぶ約束や体系的なスポーツではなく、無秩序で空想的なたぐいのもの）は脳を調整し、集中力を高めるうえで重要な役割を果たすという。これは創意工夫の態度ともいえるだろう。また、現代の「落ちこぼれゼロ」の教育カリキュラムは、算数や読み書きなどの厳密なスキルを重視する一方で、自然な遊びを軽視していると彼は指摘する。教育にとっての遊びは、認知のリズムにとっての非集中のようなものだ。

形だけの遊びや無理強いされた遊びでは意味がない。むしろ、生きることや成長への基本的な欲求を満たすものでなければならない。そうでなければ、遊び自体に執着や苦しさがつきまとってしまう。しかし、あなた自身が熱狂している遊びは、あなたの幸福度を高める。

人生はお遊びではないし、遊ぶ時間なんてないと感じている人もいるだろう。仕事や請求書が溜まっているなら、確かに人生はそう感じられるかもしれない。しかしこの場合、その生真面目さが心配を生む。そして、私たちの思うほど、心配が必要となるケースはほとんどない。むしろ、私たちが心配するのは何か悪いことが起きたときのショックを和らげるためだ。楽しいことを期待して悲しいことやがっかりするようなことが起きるよりも、最初から期待しないほうが感情的な落差は小さくてすむからだ。だとしたら、遊び心や楽しみをあなた自身に禁じるのではなく、その感情の落差をコントロールするすべを身につけてみてはどうだろう？

意外なことに、もっとも有名な遊びの定義のひとつを提唱したのが、生真面目な哲学者プラトンだ。遊びとは「子どもたちが集まるとたちまち自分で見つけ出す自然な娯楽の様式」だと彼は表現した。

子どもたちは熱を失うまで遊びを見つけ、発明し、楽しみ、パターン化していく。熱が冷めたように見えても、子どもたちは退屈な宿題よりは遊びを続ける可能性のほうが高い。子どもたちは局所的なフィードバックを受け取り、自分たちのゲームのさまざまな側面をいじくり回しながら、この種の遊びを絶えずつくり替えていく。そして、さまざまな遊びを試しながら、理想のゲームを完成させていく。試しに、子どもたちの熱中しているゲームを途中でやめさせようとしてみてほしい。ヘンな顔をして泥棒を追い返すほうがまだ簡単だろう。

あなたがリーダーなら職場に遊び心を盛りこむことができるし、専業主婦（夫）なら家事に遊び心を加えることができる。いずれにしても、遊び心を取り入れる方法を見つければ、目の前の作業の負担が和らぐ。見せかけの遊び心は不要だ。子どもたちがいくつものゲームを試してみてようやく理想の遊びを見つけるように、あなた自身に合った遊び心の取り入れ方を見つけ出してほしい。

▼②楽天的な「旅人」――試行錯誤で常に最適化を行う

ライアン・シークレストは、自分の本心に従ってハリウッドに挑戦するため、ジョージア大学を中退した。彼は両親にこう告げた。「試してみたいんだ。ただし、1年以内に自立できなかったら学校に戻るよ」。そこで、彼は愛車のホンダ・プレリュードに荷物を積み、はるばるハリウッドまで4000キロメートル近い旅に出た。以来、彼はいちども後ろを振り返っていない。

大多数の人々が道を見つけようともがき苦しむなかで、何がシークレストを大学中退、そして人生の成功へと導いたのか？　おそらく、単なる合理的な判断ではなかったろう。事実、彼は直感を「試してみる」だけだと認め、挑戦に失敗したら学校に戻るつもりでいた。

直感はあなたの背中を押す追い風のようなものだ。いったん飛び方を覚えれば、スーパータスキングはずっと簡単になる。最初、あなたの直感はあいまいではっきりとしないかもしれない。しかし、そのままにしておく必要はない。直感を掘り下げ、いじくり回せば、埃が落ち、具体的になり、検討すべきデータが見えてくる。

2011年、心理学者のアリー・クルグランスキーは、直感を掘り下げるのは一種の技術だと説明した。[42] あなたの無意識の脳が従っている一連の規則、つまり「推論機構」は、いわば試行錯誤の道具ともいえるものだ。何をしていいのか迷ったときは、この心の道具を意識的に再現することもできる。

たとえば、ライアン・シークレストの身になって考えてみよう。ハリウッドで成功する可能性や確率は不明。こんなとき、判断に役立つひとつの道具がある。その行動はどれくらい重要か？ 行動しないで後悔する可能性は？

それから、失敗した場合の影響を見積もることもできる。最悪の場合、1年間だけ学業で後れを取るはめになるが、おそらく自分自身や人生について多くのことを学べるだろう。「この行動は重要だ。挑戦しなければ後悔する。失うものはそう多くない」と脳が判断すれば、脳はあなた自身も気づかないくらいすばやく決断を下し、前進の計画を練り、なるべく早くゴールに到達する方法を探りはじめるだろう。

もちろん、脳は過去との関連づけや比較など、ほかにもさまざまな規則に従う。しかし、クルグランスキーの指摘によれば、合理的な思考と直感的な思考は同じ規則体系に従い、脳内で連携して機能する。重要なのは、直感を用いて適切な合理的規則を見つけ出す

「最適化」の姿勢を持つことだという。道中で楽しく試行錯誤を続けながら学び、やり抜く力と意志を持ってゴールラインを目指す――これを前向きな心理状態のなかで行えば、直感はずっと研ぎ澄まされるだろう。

この「最適化」の概念をもう少し深く理解するため、走って飛球をキャッチする野球やクリケットの選手を考えてみよう。ボールを追っているあいだ、選手は速度を調整する、ボールを見る、捕球の準備をする、といった行動をすべて同時に行う。選手がボールをキャッチできるのは、ボールと選手の速度や位置が絶えず変化していくにもかかわらず、選手とボールが常に一定の関係を保っているからだ。選手はボールの軌道を計算しているわけでも、ボールの落下地点を想定して先回りしているわけでもない（練習でそれを試したとしても、集中できないと気づいて結局はやめるだろう）。選手はただボールをキャッチするまで追いつづけるだけだ。教科書を読んでボールがキャッチできるようになるわけではない。

走る速度、速度の緩め方、ボールへの視線の向け方を学ぶには、練習を繰り返すほかない。走っている最中、ボールを追い越しそうだと判断すれば脳は走る速度を緩めるし、ボールに間に合わないと判断すれば再び速度を上げる。こうした調整はすべて最適化戦略の一部なのだ。

驚くのは、手をお椀形にするというような合理的な行動と、速度を調整するというような直感的な行動が同時に起きていることだ。これこそ認知のリズムの実例であり、スーパ

集中マインドセット	非集中マインドセットへの切り替え方
集中した真剣な態度でスーパータスキングに臨む。	遊び心のあるおおらかな態度でスーパータスキングに臨む。
常に神経を張り詰め、目の前の作業に意識を集中させる。	リラックスし、あなた自身の自律性に身を委ねる。落書きを通じてあなたの無意識を掘り起こす。
超合理的に計画を立てる。	直感を用いて、複数の作業をまとめられないかを考える。
当初の計画どおりに作業を完了させる。	1日の最適な時間に作業を行う。局所的なフィードバックを求める。
思考を研ぎ澄ませることでしかスーパータスキングの能力は身につけられない。	運動やテレビゲームもスーパータスキング脳を養う助けになる。

ータスキングの特徴でもある。

すばやい調整を繰り返しながら直感を磨いていくという方法は、スーパータスキングの世界で成功するための最高の戦略といえるかもしれない。無意識の規則や最適化戦略に従うとき、ボールを落とす可能性は十分にある。しかし、練習を繰り返していけば、やがてはスーパータスキングの速度に目を回すことなく、自由自在に軌道修正や集中した行動が行えるようになるだろう。

▼生産性が向上する！「非集中マインドセット」のコツ

スーパータスキングのマインドセットを養うには、いくつもの段階を踏む必要があるので、あなた自身に負担をかけすぎないよう注意が必要だ。ほかの章と同じく、本章の情報を頭に入れたあと、とりあえずひとつかふたつを実践してみるのがいいと思う。前ページの表に、スーパータスキングに関連する主なマインドセットの切り替え方をまとめてみた。あなたの人生に取り入れられそうな変化を手軽におさらいするのに便利なはずだ。

第 5 章

どんな困ったことも、「脳の言い訳」を止めればうまくいく

心を整える「いじくり回し」の力

私たちがふつう不可能と考えるものは、
エンジニアリングの問題にすぎない。
その実現を妨げる物理法則などないのだ。
——ミチオ・カク

「非集中力」で人生の行き詰まりを打開する

ボストンの2月は時に憂うつだ。新年の期待はすっかりしぼみ、冬の寒さが街を襲う。道路は薄汚い雪泥で覆われ、雪の山、真っ黒な氷、そしてノロノロ運転の幹線道路を避けてはどこにだって行けない。ボストンにしばらく住んだことがある人なら知ってのとおり、2月は愚痴の季節だ。天気がよければ、こんどは生活全般についての愚痴が飛び交う。しかし、セラピーでジャッキーという女性と対面したとき、私は彼女の声に冬の憂うつだけでない何かを感じ取った。

「もうクタクタです」と彼女は不満を漏らした。「毎日毎日せっせと働いて、買い物袋をたくさんぶら下げて、車で子どもの送り迎えをして。どうしてこうなってしまったのかわかりません。まるで空回りしているレコードみたいですよ。夫はいい人ですけど、夫婦関係はすっかり冷めていて、完全な倦怠期です。ピアノやガーデニング、浜辺の散歩など、自分のしたいこともままなりません。おまけに、仕事でも行き詰まっている気がします。いったいいつから私は人生の囚人になってしまったんでしょう?」

ジャッキーのような悩みは珍しくない。ここ数年、私は彼女のような話を何度となく聞いてきた。状況は人それぞれだが、かつては安心で心地よかった日常が、だんだんマンネリ化してくる。かつては何よりの目標だった安定した夫婦関係が、だんだんつまらなく思えてくる。安定してやりがいのある仕事でさえ、坦々《たんたん》と続けていくうちにあなたを疲弊させていく（それは2月だけではない）。

その結果、あなたは何もかも先延ばしするようになる。どっちにも足を踏み出せない状態に陥り、決断ができなくなる。モチベーションの全般的な低下は、ジャンクフードばかりの食生活、睡眠不足、過剰なストレスなど、不健康なライフスタイルへとつながることが多い。するといっそう気分は停滞し、行き詰まってしまう。悪循環だ。そして、誰もこの悪循環と無縁なわけではない。

行き詰まった経緯はどうあれ、この限界点に達すると、私たちは建設的な方法、破壊的な方法も含めて、さまざまな策を凝らしてどうにかスランプから抜け出そうとする。

結婚生活なら、ロマンチックな夜のデートを夫に提案してみるかもしれないし、浮気に走るかもしれない。時間がないと感じている人なら、「自分だけの時間」や「ワークライフ・バランス」を模索しようとするかもしれない（自分にとって最適な時間やバランスも理解しないまま）。職場なら、厄介事を避けて自分の仕事だけに専念するかもしれないし、思い切ってその職を辞めてしまうかもしれない。

こうした戦略のなかには、一時的に有効なものもあるだろうが、いずれも優先順位を定め直す、仕事の内容を見直す、自分の仕事だけに専念する、といったひとつの行動にこだわる固定的な解決策にすぎないので、すぐに心が疲れてしまう。

しかも、こうした意識的な集中は長くはもたない。どの場合も、意識よりもはるかに強力な無意識の力に逆らい、意識的な戦略で何かを変えようとしている。ジャッキーの場合でいうと、結婚生活が停滞しているという沈んだ気持ちのまま夜のデートをしてもムダだ。ワークライフ・バランスは、次に嵐のような仕事が襲ってきたらいっぺんに崩れてしまう。自分の仕事をがむしゃらにこなしても、1歩進んで2歩下がるならば意味がない。

どのシナリオでも、心の集中が真の長期的な解決策につながることはまずない。結局、あなたの行き詰まった心は元のベルトコンベヤー・モードに戻り、心の荷物をせっせと運びつづける。あなたの直面している問題に心を集中させればさせるほど、もっと行き詰まっていくのだ。

もちろん、行き詰まりといっても、人生を左右するような巨大な行き詰まりばかりではない。もっと小さなものもある。たとえば、文章を書いている途中でなかなか単語が出てこなかったり、誰かとばったり出くわしたときにどうしても名前を思い出せなかったり。のどまで出かかっているのだが、どうしても出てこない。まるで脳がフリーズしてしまったかのように。

神経学的にいうと、初期のアルツハイマー病や軽度の脳梗塞を除けば、単語や名前が思い出せないとき、脳では人生に不満や停滞を感じているときと同じことが起きている。必死で思い出そうと意識を集中させることで思い出せることはまずありえない。むしろ、その単語や名前が余計に思い出せなくなる。閉じた窓に何度も体をぶつける不満げなハエのように、あなたの心は完全に行き詰まってしまう。外に出ようともがいてもムダだ。不満がエスカレートするにつれて、あなたの脳の不快は最高潮に達する（第2章で、これが創作の壁の特徴でもあると説明した。ただし、それは創作の問題だ）。

ところが、10分か1時間くらいたって、思い出そうとしていた単語や名前がパッと頭に浮かんでくることがある。[1] まるで奇跡のようだが、実はある心理的・神経的プロセスが作用していることがわかっている。しかも、ちょっとした心の変化で、そのプロセスを再現することができる。

ハエに必要なのは誰かに窓を開けてもらうことだが、あなたもあなた自身のために窓を開けてやることはできるのだ。

「可能性マインドセット」で心のエンジンを点火する

心の行き詰まりを抜け出す第一歩は、視点の切り替えだ。

あなた自身の置かれている苦境について思案するのは、かえって怒り、不安、悲しみを駆り立てるだけだ。むしろ、あなた自身の状況に対して感情的に中立な態度（＝非集中）でいるほうがいい。[2] 私はこれを「可能性マインドセットへの切り替え」と呼んでいる。単語や名前が思い出せないときは、思い出さなければいけないという執着からあなた自身を解放し、そのうち思い出すだろうと気楽に構えていれば、その単語や名前がふと脳裏に浮かんでくる。これが可能性マインドセットの一例だ。

可能性は、心のエンジンを点火するための重要な火種だ。可能性が見えなければ、目的地（行き詰まりを脱出した状態）へと突き進んでいくことはできない。可能性マインドセットがあれば、脳の快楽物質は実際に増加する。[3] 脳はリラックスし、報酬を感じ、前へと進むことができるようになる。不可能だという思いこみの力に逆らって前進することなどできないのだ。

私がジャッキーにそう勧めると、彼女は不信の表情を見せた。「そんな楽観的でナンセンスな言葉なんて聞きたくありません。私が求めているのは励みとかではなく具体的な目的地なんです」と半信半疑の様子で答えた。大企業の人事担当副社長である彼女は、一刻も早く元の軌道に戻る、または別の軌道に乗らなければと焦っていた。このときの彼女には、陳腐な言葉を受け入れる時間も心の余裕もなかった。

▼「可能性」へと脳のハンドルを切る

作り物の楽観主義は、その言葉のとおり偽物だ。偽物の楽観主義は、「物事の明るい面を見なさい」とあなたにアドバイスしたり、「きっとよくなりますよ」とあなたを安心させたりする。

一方、本物の楽観主義は、自分にかける言葉をほんの少し変えることから生まれる。「行き詰まりを抜け出すことは可能だ」とあなた自身に言い聞かせればいいのだ。この小さな表現の工夫で、メッセージの内容は大きく変わり、脳は変化に向かって動きはじめる。白い車を買うと、急にほかの白い車が目につきはじめるのと同じで、このメッセージを心から信じれば、脳は解決の「可能性」と結びつく物事が次々と見えるようになる。こうした「注意の切り替え」に必要なのは、脳のハンドルを別の方向に切ることだけだ[4]。

声に出して唱えるのでも、心のなかで念じるのでもかまわないので、なんとかして先ほどのメッセージをあなた自身に言い聞かせてほしい。この新しいメッセージを脳の注意ネットワークに刻みこみ、魔法をかける下地をつくるのだ。

もちろん、可能性マインドセットを邪魔するものはたくさんある。きっと半信半疑になる瞬間もあるだろう。脳をリラックスさせて可能性を信じるという考えが、あまりにも漠然としていてあいまいに感じられることもあるはずだ。そう感じていると、ついまた目の前の物事だけに集中する状態に後戻りしてしまうだろう。それでも、可能性を想像するという今までの努力はムダにならない。霧が晴れれば、今までより遠くまで見通せるようになっていることもある。リラックスして可能性を信じる能力は徐々に磨かれていき、次にまた霧がかかってきたときに役立つことだろう。

この考え方を〝信じる〟プロセスは一夜にして終わるわけではない[5]。可能性に気づき、脳のハンドルを新たな方向に切ったとしても、あなたがずっと感じてきた怒り、不安、悲しみを鎮めるためには、まだいくつものステップが必要かもしれない。

感情をコントロールするひとつの手として、感情に名前をつけていく「感情ラベリング」という方法がある。[6] あなた自身の怒り、不満、悲しみをなるべく多くの角度からとらえ、正確に描写してみよう。ジャッキーは、イライラするのではなく激怒したとき、「私はものすごく怒っている」と口に出すようにした。また、不安を感じたときは、不満げにため息を漏らすと余計に不安になるので、不安に感じていることを口に出すようにした。

自分自身の感情に名前をつけていくのは、一見すると子どもじみた戦略に思えるが、実はとても高尚な目的がある。脳の不安中枢である扁桃体と、思考する脳である前頭前皮質のあいだに防壁を築くのだ。[7] この防壁は船を安定させるバラストのような働きをする。可能性へと舵を切れば、あなた自身の身を守ることができる。もう漠然とした感情を抱えていても、それをあなたを飲みこむ高波のように感じずにすむのだ。

HINT!

感情ラベリングで「脳のレンズ」を切り替えよう

感情ラベリングは、感情をより客観的に記述し、感情をとらえ直す有力な手段でもある。行き詰まっている自分に猛烈に腹が立っていることを、もう少し前向きにとらえ直すとしたら、「感情の強さがおかしくなっているようだ」となるだろう。また、自分のイライラに悩む代わりに、「変われというサインだ」ととらえる手もある。

これは単なる言葉遊びではない。そして、感情を落ち着かせる方法としてよくアドバイスされるように、行動する前の深呼吸とも異なる。深呼吸は一種の抑圧だが、可能性を信じるのは、「行き詰まりを抜け出すことは可能だ」と言うだけでも、進歩になる。いわゆる前向きな考え方というやつだ。

そして、これこそが重要な第一歩だ。感情をとらえ直すと、不安を処理する脳の扁桃体の活動が穏やかになることが数々の研究で実証されている。[8] ストレスを和らげようとしているなら、感情を抑圧するよりもとらえ直すほうが効果的なのだ。

▼解決志向の疑問を掲げる

新たな心の落ち着きと可能性を信じる心を手に入れたら、次は解決志向の建設的な疑問を自分に問いかける番だ。キーワードは「解決志向」という部分。つまり、「どうするべきか？」という漠然とした疑問を掲げるのではなく、「どうすればこれを実現できるか？」「そのためには具体的にどういう物事を始めればよいか？」と自問するのだ。

「どうすれば人生を変えられるか？」という疑問はあまりにも壮大すぎて、余計に行き詰まってしまう。むしろ、「ほかの人々は同じ行き詰まりをどう乗り越えたのか？」と考えるほうがいいだろう。解決志向であるということは、可能性を信じるという非集中タイプの行動に集中タイプの手法で対処していることになる。[9] このとき、脳内では集中と非集中が連動し、より効果的な認知のリズムをつくり上げている。どちらか一方だけにスイッチが固定されることはない。

ジャッキーは、自分のまわりの憧れの結婚生活と問題ありの結婚生活を見渡した。また、職場で昇進の壁を乗り越えた人々も見渡した。周囲の人々がこうした荒海をどう乗り切ったかを観察することで、彼女は手本を見つけ、それを自分の状況に合わせてつくり替えることができたのだ。

解決志向を「負けないためにプレイする」のではなく「勝つためにプレイする」ことだと考えてみてほしい。

私の大好きなテニス選手セリーナ・ウィリアムズを例に取ろう。２０１２年の全米オープンで、彼女はビクトリア・アザレンカと1セットずつを取りあって並んだ。第3セットで、セリーナは3－5と2ゲームのリードを許した。ビクトリアは隙を見せなかったが、セリーナとて負けるつもりはなかった。ゆっくりと着実に、そして驚くほど巧みに、彼女は劣勢をくつがえし、最終第3セットを7－5でもぎ取った。

試合後のインタビューで、彼女は負けの確率が高いことを考えるのはやめて、別の疑問へと心を切り替えたと語った。勝つためには何が必要か？　あと12ポイントだ。彼女は可能性に目を向けることで、タイトル戴冠までポイントを積み重ねていった。別の言い方をすれば、彼女は「確率」マインドセット（「私の勝つ確率は？」）から「可能性」マインドセット（「あと12ポイント取れば勝てる！」）へと心を切り替えたわけだ。

▼可能性を信じて「次」へと進みつづける

可能性がなければ、脳は計画も学習もできない。可能性を信じるというと、一か八《ばち》かのギャンブルを思い浮かべるかもしれない。あまりにも根拠の薄い期待や希望的観測の域を出ないようにも思える。だからこそ、多くの人々は可能性を信じるのはいいことだと口では言いつつも、自分を守るために一定の疑念を抱くのだ。

だが、疑念は気を散らせる。[10] あなたの思考を揺るがし、変化への進展を妨げる。一方、信念は疲れ切った脳にとっては万能薬のようなもので、[11] 思考に再び活を入れる。この状態になると、脳は常識破りの思考ができるようになるのだ。

HINT!

「それって本当に本当？」と自問する癖をつけよう

あなたが目で見て体験する現実は、絶対のものではない。実際、夢想家にとって「現実主義」は目隠しでしかない。現実は、行き詰まりを抜け出そうとしている人の心にとっては無用な制約だ。あなたが目指すべきなのは、あなたの望む未来についてありのままのビジョンを描くこと。それを現実に当てはめることなら、あとでいくらでもできるのだ。現実の生活の外へと発想を広げることで、命を救えることさえある。それでも、多くの人々が私たちを安心させる表面的な現実主義の誘惑に負けてしまうものなのだ。

表面的な現実主義の誘惑に負けてしまった実例を挙げてみよう。[12]

1929年、イェール大学の経済学者アーヴィング・フィッシャーは、『ニューヨーク・タイムズ』紙で、「株価は恒久的な高値に到達したようだ」と述べたが、その3日後に株式市場は崩壊し、世界恐慌へと発展した。1957年、出版社「プレンティスホール」のビジネス書担当編集者は、「私は国じゅうを回って一流の人々と話をしたが、データ処理など1年ともたない一時的流行だと断言できる」と述べた。

1962年、ビートルズがオーディションを受けたデッカ・レコードの幹部は、マネジャーのブライアン・エプスタインに対し、ビートルズにショービジネス界での未来はないと告げた。エプスタインによると、その幹部はビートルズのサウンドが好きではなく、ギターバンドは時代遅れだと考えていたらしい。

近年まで時計の針を進めてみても、この〝専門家〟が〝分析〟する予測なるものは怪しい。2016年、イギリスのEU離脱に関する世論調査の大半はまちがっていた。イギリスはEUを離脱しないという予測が優勢だったにもかかわらず、結局イギリスはEUの離脱を決めた。そして同年、アメリカ大統領選で、『ニューヨーク・タイムズ』や「プリンストン選挙コンソーシアム」は、ヒラリー・クリントンの当選確率を70～99パーセントと予測し、ドナルド・トランプの勝利を予測しそこねた。

自信満々な専門家の言葉を信じたくなるのもムリはない。安心できる場合もある。でも、専門家がまちがえる可能性だってあるのだ。

科学者たちは、可能性を信じ、たったひとつの正解を拒絶することが、科学的進歩の根源にあると知っている。彼らは前進の道を正当化するために仮説（つまり結果についての可能性）を用いる。つまり、過去の証拠に基づいて未来に関する予測を立て、次に実験でその予測を検証するのだ。仮説が正しくないとわかれば、彼らは予測がまちがっていた理由を追究し、再び一からやり直す。真に熱心な科学者は、答えを知りたいという欲求や好奇心を糧にする。熟練した科学者は、最終的な答えなどなく、常に学ぶべきことがあると知っている。これこそ、可能性マインドセットの大きな特徴だ。

科学は一見すると不可能なことを可能にしてきた。天然痘ウイルスによって引き起こされる感染症の天然痘は、過去3億～5億人もの人々の命を奪ったといわれている。[13] 天然痘は、紀元５６８年のメッカの象戦争でエチオピア軍を破壊した。[14] １７１３年にはコイコイ族を壊滅させたし、[15] １７３８年にはチェロキー族の人口を半減させた。[16] そして１７７６年には、大陸軍《たいりくぐん》に多大な損害を与えた。[17]

しかし、ワクチンの発見とともに天然痘は減少傾向をたどった。[18] 第一次世界大戦後、ヨーロッパの大部分で天然痘が見られなくなり、第二次世界大戦後にはヨーロッパと北米で伝染が食い止められた。１９５０年、「汎米公衆衛生機関」が北半球全域での天然痘の根絶活動に着手することを決定、１９５９年には世界保健機関が全世界での根絶を決定した。そして１９８０年、世界的な予防接種活動を経て天然痘は根絶に至った。

なんという偉業だろう。天然痘の根絶は可能性マインドセットの輝かしい実例だ。ワクチンの発見から、北半球での根絶、全世界での根絶まで、すべての段階で可能性が打ち立てられ、実験、試行錯誤、そして勝利へと続いていった。何かよいことを期待し、可能性マインドセットを持って次なる行動へと突き進んでいくのは、絶大な効果がある。

よいことを期待すると、脳は不安の減少や報酬といった感覚を抱く。しかも、それは単なる希望的観測ではなく、れっきとした生理機能として表れる。

2007年、コロラド大学の心理学者トール・D・ウェイジャーらは、薬で痛みが和らぐことを期待すると、それが偽薬であっても、脳内で実際に痛みを緩和する神経化学物質（オピオイド）が放出されることを証明した。[19] 彼らは被験者たちの皮膚に不快感を抱くレベルの熱を与え、2種類の軟膏のいずれかを手渡した。実際にはどちらもまったく同じ軟膏だったが、一方は痛みを和らげると説明し（偽薬）、もう一方はなんの効果もないと説明した。偽薬を受け取った人々の脳は、痛みが和らぐと期待したことにより、天然のオピオイドで満たされた。

研究者のソニア・フリーマンが2015年に行った研究では、この点がより詳しく実証された。[20] 被験者たちは、痛みを和らげるという3種類のまったく同じ軟膏を渡された。ひとつ目は「リドカイン」と書かれており、被験者たちは痛みの緩和を期待した。ふたつ目は「カプサイシン」（唐辛子の有効成分）と書かれており、被験者たちは痛みの悪化を予期した。3つ目は「中性」と書かれており、被験者たちは痛みの緩和も悪化も期待しなかった。

フリーマンのチームは、痛みの悪化を予期した人々の脳では、「嫌悪」や「不安」を処理する脳の領域の活動が高まることを発見した。一方、痛みの緩和を期待した人々の脳では、報酬中枢の活動が高まった。信じる者は救われる――この言葉は生理学的にも正しいのだ。

▼「感情的なふてくされ」を脱し、自分自身に正直でありつづける

可能性マインドセットを持つうえで重要な要素のひとつは、自分自身に正直になることだ。もちろんがんばりつづけることは大切だが、がんばっていればいつか報われると信じて、がんばること自体を目的にしてしまうのは、偽物の楽観主義と同じくらい無意味だ。

家でも職場でも、目標をアピールするのではなく本音を語れば、まわりの人々は本当のあなたに寄り添ってくれる。このちがいは微妙だが重要だ。あなたが説得しようとしている相手（配偶者や職場の同僚）を意識すれば、相手がいちばん興味を持ってくれそうな形であなたのメッセージを伝えることはできるだろう。しかし、そもそもそれが本心から出た正真正銘のメッセージでなければ、あなたが行き着く先はせいぜいあなたにそぐわない場所、あなたが望まない場所にしかならないだろう。

とりわけ不満を抱えていると、誰か別の人の言葉に頼りたくなる。ひどくすれば、「私にはもっとすばらしい人生がお似合いなはず」「いつまでもこんな状況に我慢する必要な

んてない」というお決まりの自己暗示にすがろうとしてしまう。しかし、こうした言葉はむしろ私たちの力を奪い取る。私はこれを「感情的なふてくされ」と呼んでいる。真の自尊心から出る言葉ではない。

2010年、心理学者のチャールズ・S・カーヴァーらは、マイアミ大学の学生たちに、自尊心、挫折、自制心に関するいくつかのアンケートに答えてもらった。[21] この調査では、2種類の自尊心が測定された。正真正銘の達成感や何かに対する心からの欲求を抱く「真の自尊心」と、傲慢さや自信過剰から生じる「思い上がりの自尊心」のふたつだ。

真の自尊心が強い被験者ほど、目標を達成したときにエネルギーや幸福を感じられると回答した。また、彼らのほうが自分自身の注意を制御する能力や自制心が高いことも判明した。一方、思い上がりの自尊心が強い人々は、怒りっぽく直情的だった。

▼「外的報酬」と「内的報酬」を使い分ける

望むものが手に入ると、脳は報酬を感じ、報酬系の活動が高まる。しかし、この報酬系にはふたつの部分がある。自分自身の内側から生じる報酬、つまり「内的報酬」を感じる部分と、他者から得られる報酬、つまり「外的報酬」を感じる部分だ。真の自尊心を持つ人は内的報酬を得られる。外的な基準や他者の褒め言葉だけに着目するのをやめて、あなた自身の達成感や喜びを道しるべにできるようになる。外的報酬（褒め言葉、お金、昇進、プレゼント）への欲求は、脳の内的報酬系を傷つける可能性もある。内的報酬系の活動が低下し、外的報酬によって得られる快感は長続きしなくなる。

目標に向けて一歩ずつ前進していく可能性マインドセットでは、大きな不確実性のもとで目の前の道を歩みつづける手段が必要になる。

そんなとき、脳のコンパス代わりとなるのが内的報酬系だ。[22] 内的報酬系は現状に満足し、自分自身に正直でありつづけるのに必要となる。だが、人間はずっと不確実な状況のなかにとどまりつづけることなどできない。昔からの行動習慣や心のクセへと舞い戻る瞬間は必ずやってくる。そんなときに大きな役割を果たすのが外的報酬だ。[23] 実際、褒め言葉や昇給を得るのはいい気分だし、メリットもある。しかし、いったん状況が不確実になると、褒め言葉や昇給は力を失い、内発的な動機づけをオフにしてしまう場合もある。[24]

よって、外的報酬に着目し、内的報酬を指針にするのがいいだろう。外的報酬と内的報酬を行ったり来たりするのは、認知のリズムの好例だ。

ジョギングを例に取ろう。あなたは「健康的な体型」という外的報酬を求めているかもしれない。しかし、「健康」という目標を長く追い求めつづけるには、ジョギングをして今日も少し健康になったと実感することが欠かせない。つまり、目標へと突き進むための方向性とモチベーションを得るには、内的報酬と外的報酬の両方が必要なのだ。[25] 大切なのは、両者の切り替えのリズムを取り、ときどき立ち止まってあなた自身の本当の満足感を確かめてみることだ。

自分自身の本心と内的報酬について理解することは、ジャッキーが行き詰まりを抜け出すのに大きく役立った。彼女は本音で語りはじめた。彼女は自分に手を貸してくれるよう夫や上司を説得するのはいったんやめて、まずは自分自身の本当の願いを心から理解するよう努めた。その結果、彼女は脳が行き詰まったら心が助けに駆けつけてくれることを学んだ。

セラピーの最中、ジャッキーは行き詰まった状況を一時的に忘れ、人生は変えられるという考えを受け入れた。心のなかに未来を想像（創造）する余裕ができたおかげで、彼女はジグザグの思考の末に、意外な気づきや確信へとたどり着いた。目の前の事実だけに着目していたら、彼女は心の奥底にしまいこんでいた記憶や感情に気づけなかっただろう。

セラピーのある回で、彼女は夫にもっと結婚生活のことを真剣に考えてほしいと話していたとき、自分の人生からどんどん情熱が失われていっている事実にふと気づいた。そして、一見すると無関係な想い出を懐かしむように、自分が想像以上のスピードで出世の階段を駆け上がってきたことを語りはじめた。彼女が出世できたのは戦略や外的な目標のようなもののおかげではない。心のなかに燃えさかる何かがあったからだ。

話を続けるうち、彼女は結婚生活、お金、仕事自体が本質的な問題なのではないと気づきはじめた。彼女にとっていちばん大事なのは、もういちどその心の火花を散らせることだった。その火花を見つけることができれば、それはあなたにとって最大の味方になる。あなたを導く最高の松明《たいまつ》となるのだ。そして、先ほどのカーヴァーの研究が示すとおり、自制心まで向上する。
ジャッキーは可能性マインドセットにじっくりとひたったおかげで、個々の不幸に目を奪われずにすんだ。代わりに、彼女は刺激を受け、目的意識と自律性を取り戻しはじめた。彼女の心はもう行き詰まったりはしていない。非集中が照らし出した「可能性」という名の世界を探検しはじめたのだ。

HINT!

DMNで人生に一貫性をもたらそう

心がさまよっているとき、脳内では何が起きているのか? 第1章で説明したデフォルト・モード・ネットワーク（DMN）を思い出してほしい。DMNはいわばぎゅっと丸まったタコのようなものだ。集中を解くとDMNは輝きだす。この現象は脳機能イメージングで実際に確認できる[26]。

光り輝くDMNは〝触手〟を伸ばしはじめ、過去（記憶する脳）や未来（夢想する脳）の触手と握手する。この〝触手〟というのは、脳のさまざまな領域の脳細胞どうしを結ぶ神経線維のことだ。脳が深い非集中状態になればなるほど、DMNは明るく輝き、過去の回想能力や未来の想像能力が高まる。

過去、現在、未来が〝触手〟を結ぶと、あなたのアイデンティティ（あなたの心のなかにあるあなた自身の物語）は矛盾が少なくなり、人生に一貫性が生まれる。そして、情報が自発的に流れはじめる。この情報の流れは「自己想起意識」と呼ばれる。自発的な思考や自動的な認識と考えるとわかりやすい。[27]

行き詰まっているときには、自発的な思考が出しゃばってくれるのはむしろありがたい。[28] 無意識の思考が活性化しているというサインだからだ。[29] そして、無意識の思考が活性化するのはいいことだ。[30]

意識的な脳は、せいぜい毎秒60ビットの速度でしか情報を処理できないが、無意識の脳はそれよりもずっと高速で情報を処理する。[31] 一説では毎秒1100万ビットにもなるといわれている。具体的な数値に関しては諸説あるが、無意識の脳の情報処理速度のほうがはるかに高いという点ではほぼ専門家の見解が一致している。無意識の脳は水面下で活動しながらも、集中した意識的な脳では見つけられないデータを密かに掘り起こしているのだ。

答えは「白と黒のあいだ」にある

毎秒1100万ビットとも言われる処理速度を誇るターボエンジン搭載の無意識の脳には、意識的な脳のロジックを飛び越しやすいという欠点がある。こうなると、無意識の脳はまちがいを犯しやすくなる。[32] 可能性に目を向け、目的意識と熱意を取り戻したジャッキーは、このあまりにも大幅な飛躍に自分自身でも驚くことがあった。事実、彼女は「いつ上司に話を持ち出すか？」「夫とふたりで結婚生活の葛藤を解決できなかったらどうする？」と自問しはじめた。それは彼女が可能性を解き放ち、自分自身の真の欲求に従いはじめたという証だったが、一方で不安も伴った。

とりわけ、幸先のよいスタートで自信をつけたジャッキーにとって、オール・オア・ナッシングの考え方は魅力的だったが、怖くもあった。大胆な行動に出て、自分の置かれている状況と真っ向から向きあうのは悪いことではないし、それが必要な場面はある。

しかし、白黒思考は見かけ倒しであることもあるし、焦りすぎにつながる場合もある。行き詰まったとき、答えはたいてい白と黒のあいだにある。答えは今までの考え方を180度ひっくり返すのではなく、少し修正することで見つかるものだ。夢想する脳が生み出した可能性をすべて追求する必要なんてない。選択肢をいじくり回し、じっくりと考えて、修正していけばよい。それが目標を実現するためのプロセスでもあり、そしてまた精神でもあるのだ。

▼いじくり回しの精神が人生を「好転」させる

ジャーナリストのアレック・フォージは、「一般的な考えとはちがって、アメリカの偉大なイノベーションは、そのほとんどが教育を受けたエンジニアや専門家ではなく、飽くなき探究心を持つ愛好家や夢想家によって偶然もたらされてきた」と記している。[33]

彼はその例として、避雷針、遠近両用メガネ、フランクリン・ストーブ、走行距離計などを発明したベンジャミン・フランクリン、電球の最適な素材の組み合わせを見つけるべく試行錯誤したトーマス・エジソンを挙げている。フォージいわく、彼らの「いじくり回し」精神は、おそらく当時のアメリカの豊かな開拓者精神に由来するものだろう。

アメリカであれその他の国であれ（もちろん、いじくり回しの精神によって生まれたイノベーションの例は世界じゅうにいくらでもある）、この見解の面白いところは、いじくり回しをプロセスだけでなく精神ともとらえている点だ。

何かを発明したり、都市を計画したり、ウェブサイトをデザインしたりする人々に共通するのは、いじくり回しや可能性を受け入れる開拓者精神だ。それは計画が彼らのプロセスのなかに存在しないという意味ではなく、計画が絶対的なものではないという意味だ。彼らは規模の大小を問わずいじくり回しや変更を積極的に受け入れるのだ。

ジャッキーにいじくり回しの精神を与えたのは、彼女の好奇心と、人生をもっと豊かにしたいという切なる願い、そして決して人生を現状のまま受け入れないという姿勢だ。たとえ気分が沈んだとしても、今の彼女ならきっとこう言うだろう。

「友人たちは、私の人生は十分にすばらしいのだから、そんなバカバカしい悩みは忘れたほうがいいと口を揃えるでしょう。でも、私の考え方はちがいます。たとえすぐには方法がわからなくても、どうすれば人生がもっとよくなるかと考えるのは意味があると思います。このオープンな心構えこそが私を突き動かしているのです」

　これがいじくり回しの精神だ。そして、可能性に目を向けはじめれば、きっとあなた自身のなかにもその精神が見つかるはずだ。


HINT!

試行錯誤で「反脆弱性」を身につけよう

　2011年、ニューヨーク大学のリスク工学教授ナシーム・タレブは、いじくり回しが計画よりも有効な理由を説明した。[34] 一定の計画に基づいて何か（企業、テクノロジー、レシピ、結婚生活）を築くことに終始する知的な設計とは対照的に、いじくり回しを行えば予想外の解決策を見つけたり、予期せぬ発見に対処したりすることができる。これこそ現代の技術的発明の基本なのだと彼は説明する。どのバージョンを取ってみても、ひとつ前のバージョンを改良し、競争相手に勝つために設計されたものなのだ。

　実際、タレブはいじくり回しを「反脆弱性」の基本ととらえている。反脆弱性とは、絶えず変化しつづける世界のなかで弾力性や重要性を保つ能力だ。つまり、常に柔軟性を持ち、時代とともに変化しつづける能力といえる。

▼恐怖はこうして乗り越える

問題に固執するのをやめ、可能性に目を向けるには、いくつもの複雑なプロセスが必要だが、可能性マインドセットを保ちつづけるためには非集中が欠かせない。

「解決策が見えない」「解決方法がわからない」という考えを、「解決は可能だ」という新たな仮説で置き換えることが大切だ。想像力を働かせ、解決策を見つけ出すための実験を思い描く必要がある。もちろん、実験がうまくいかず、途中で実験をやめることもあるだろう。ジャッキーは夫に仕事の話をしようとしたが、夫はアドバイスするばかりで話を聞いてくれなかった。

あるいは、実験のおかげでよりよい問題の解決方法が見つかる場合もある。ジャッキーは自分が仕事に求めるものをもっと深いレベルで見直し、何を犠牲にする覚悟があるかを考えた。おかげで、より深い確信を持って上司と話をすることができた。

こうした思考による実験を行っているとき、あなたは思考のいじくり回しを行っている。そして、解決策を想像しているとき、あなたはいじくり回しと非集中の両方を行っている。2013年、脳研究者のルイージ・F・アグナーティらは、想像とはユニークな経験に基づいて古いアイデアや思考をいじくり回し、新しいアイデアを組み立てるプロセスであると説明した。[35] いくつもの実験や古いアイデアのあいだを行ったり来たりしながら、最終的に最善のアイデアにたどり着くのは、まさしく非集中のプロセスにほかならない。

こう考えてみてほしい。高層ビルが完成するまでには、まずアイデアがあり、次にスケッチ、そして正式な設計図がある。そして、そのどの段階にも描き直しや修正がある。同じように、あなたが人生の高み（行き詰まりを抜け出した状態）へと到達しようと思うなら、いじくり回しを賢く行うことが欠かせない。いじくり回しは決して行き当たりばったりの放浪ではなく、思慮深い自由なのだ。行動計画をいじくり回すのは常に賢明だが、行動しながらいじくり回すのはもっと賢明な行為だ。

未来のアイデアをどんどん生み出し、可能性をいじくり回すのは、うまい絵が描けるまで「思考のスケッチ」を繰り返すようなものだ。大胆な飛躍をするのが怖いなら、その恐怖を秤にかけてみるといいだろう。もう少し小さなステップに分けていじくり回しを行えば、その恐怖は軽くなるはずだ。

しかし、大切なのは小さなステップに分けることだけではない。物事をなるべく多くの角度からとらえ、あなた自身の好奇心を満たすことも大事だ。好奇心は認知のリズムを活性化させる。ゴールを目指す集中モードから、ゴールを見つける非集中モードへと脳のスイッチが切り替わるのだ。

２０１２年、認知心理学者のマリーケ・イェプマらは、好奇心が脳の血流に及ぼす影響を調べた[36]。彼女らは好奇心を駆り立てるようなぼやけた写真を被験者に見せ、脳の血流を分析した。その後、鮮明な写真を見せて被験者の好奇心を満たし、再び脳の血流を分析して両者を比較した。

その結果、好奇心を持つと、興奮や矛盾をつかさどる脳の領域への血流が増加し、好奇心が満たされると、脳の内的報酬中枢のひとつである腹側線条体が活性化することがわかった。

つまり、好奇心を持っていじくり回しを行うと、脳は活発な「探索」モードに切り替わり（＝非集中）、発見によって好奇心が満たされると（＝集中）、再びいい気分になる。いじくり回しを通じて、いちどにひとつずつ疑問を探っていくたび、「疑問の解決」→「一時的な報酬」というプロセスを経ることになる。こうした一時的な報酬を日常生活のなかに組みこめば、1日を乗り切るモチベーションやエネルギーが手に入るだろう。

行き詰まりを抜け出す万能薬はない。可能性マインドセットを持つだけでも想像を広げることはできるだろうが、そうして引き起こされるさまざまなアイデアや感情をいじくり回すのは、人生や仕事の選択肢を探る最善の方法なのだ。

HINT!

未来を見通す能力を呼び覚まそう

非集中があなたの心のパターンに魔法をかける最適なタイミングとは、いつだろう？それは戦略的な夢想の時間だ。成功者の多くは、道に迷ったり行き詰まったりしたとき、私が「戦略的な心の休憩（または放浪）」と呼んでいる時間を生活に組みこんでいる。

アップルおよびピクサー創設者のスティーブ・ジョブズは、大学を卒業していない。彼は「中退を決心し、きっとなんとかなるだろうと信じた」のだという。[37]つまり、彼は可能性マインドセットを持っていたのだ。1974年、彼はインドの僧院を訪れ、瞑想や熟慮にふけったり近くの村々を回ったりした。[38]そうして1976年、彼はアップルを創設した。[39]

フェイスブックが2008年に苦境を迎えると、創設者のマーク・ザッカーバーグはジョブズのアドバイスに従い、会社の未来について熟考する時間を取った。[40]その後、彼は自身の運命を好転させた。

ビル・ゲイツは今でも年2回、テクノロジーの未来についてひとりきりで考える「シンク・ウィーク」(=考える週)を取っている。[41]その結果、1995年のある週、彼は「インターネットの高波」と題するメモを書いた。こうして、マイクロソフトはライバルの「ネットスケープ」を破る独自のインターネット・ブラウザーを開発するに至った。

先見の明を持つ成功者たちは、休憩を取ってさまざまなアイデアを練るメリットを理解している。集中を解くと、脳内では驚くべきことが起こる。夢想する脳は、脳の奥底に眠っている思考を探し出す探偵となる。すると、今まで行き詰まっていたのがウソのように、点と点がつながりはじめる。可能性モードのなかで夢想する脳は、積極的に何かを探している。その邪魔をしてはいけない。

しかし、そのためには、天才的なビジョナリーである必要も、学校を中退する必要も、異国の地で物思いにふける必要もない。今のあなたのままでも、未来を見通す能力を呼び覚ますことはできるのだ。

あなたという人間の一つひとつのピースを理解する

あなた自身の思考をいじくり回し、いろいろな角度からとらえると元気が湧いてくるが、最初の興奮が過ぎ去ると一気に熱が冷めてしまうこともある。特に、いつまでたってもどこにも行き着かない気がしてくると、可能性を信じるのをやめ、もっと〝現実的〟で〝具体的〟な物事へと目を向けたくもなるかもしれない。それもムリはない。四六時中、脳が興奮や矛盾の状態にあるのは望ましくないし、そもそも不快でもある。五里霧中の状態のなかでもゴールを目指すモチベーションを保つには、内的報酬が必要だ。脳にもういちど燃料をくべて、本当のあなたに登場していただく必要があるのだ。

私がこの話をすると、ジャッキーは疑わしげに目をぐるりとさせた。しかし、哲学者のブライス・ヒューブナーとロバート・D・ルパートが記した心の仕組みに関する名論文のおかげで、私は彼女のやる気をつなぎとめることができた。[42]

ふたりがこの論文で説明しているのは、人間が地点Aから地点Bまでたどり着くためのモチベーションを保つ方法だ。目標とはその人の目指す先だが、目標自体がモチベーションになるわけではない。たとえば、ジャッキーの場合、頭のなかでモチベーションとなるような結婚生活や仕事の理想像を保ちつづけることはできなかった。その目標はモチベーションとしてはあいまいすぎたのだ。ジョギングの例で見たように、具体的な個人的な報酬が刺激になることはあるが、それだけではモチベーションにならないことが多い。

むしろ、あなたの目標を目指すのだから、なるべく本当のあなたに参加してもらうことが望ましい。ここでの「参加」とは、意識レベルのことではなく、脳内で活性化されている「自己」の回路の数のことを意味している。目標に向かって前進するモチベーションを保つには、一定数以上の回路を活性化させる必要があるのだ。

目標はあなたの信念や過去を活性化させる。比喩を使うなら、目標は脳の記憶中枢のギャラリーにあなたの自画像をなるべく多く掲げようとする。適切な絵が十分に多く掲げられていればワクワクするだろうし、絵が不足していたり、あなたの好きな自画像と嫌いな自画像が交じっていたりすればやる気が湧かないかもしれない。

人間がワクワクするのに必要な自画像の数のことを、私は個人的に「心理的臨界量」と呼んでいる。心理的臨界量とは、何かをがんばるモチベーションを保つために命を吹きこまなければならないあなた自身の側面の最少数を指している。しかし、それがどういう側面なのかは必ずしも明白ではない。

▼今ある自分を一度「手放す」

ジャッキーの場合、ひとつは「ピアノレッスンを再開する私」という自画像だった。いったいピアノレッスンがジャッキーの現在の目標とどう関係しているのか、と疑問に思うかもしれない。だが関係おおありだ。あなたが目標に到達したいと思っているとしたら、重要なのは目標のほうだけではない。あなた自身も重要だ。ジャッキーにとって、音楽のない生活は心が麻痺しているも同然だった。ピアノレッスンの再開は、それとは無関係な目標について試行錯誤する励みになった。

私は初めて彼女に会ったとき、ピアノを弾きたいという彼女の願望は取り留めのない考えのひとつなのだと思っていた。しかし、ピアノを弾いているときの気持ちについて話を聞くうち、私は彼女のなかで眠っているその一面が彼女を突き動かす強力な原動力なのだということに気づいた。そして何より、ピアノの演奏は本当の彼女の一部だった。それが欠けているばかりに、彼女はやる気を失っていた。

世の中には、結婚してふたりの子どもを持つ大企業の人事担当副社長はごまんといる。でも、ジャッキーという人間はただひとりだ。同じように、年齢、人種、仕事、家庭環境にかかわらず、あなたという人間はただひとりしかいない。あなたの複雑な個性を尊重しようと思うなら、あなたの過去の小さなパズル・ピースの一つひとつが重要になる。ことわざにあるとおり、神は細部に宿るのだ。そして、あなたという人間を構成する一つひとつのピースにまで入りこんでいけるほど細密な心の道具は、いじくり回しをおいてほかにない。

おばあちゃんの匂い。父親とキャッチボールをしたあの爽やかな秋の日の想い出。小学5年の通知表を家に持ち帰ったときの、あの顔から火が出るような気持ち。ビリヤードのキューを持っているときの喜び。テレビゲーム「パワーレンジャー」に没頭しているときのワクワク感。いずれも脳内にしまいこまれてはいるが、集中した脳ではアクセスできない記憶だ。いじくり回しは、こうした想い出を掘り起こす。過去の記憶を用いて、あなたが心のなかで抱いている自己像のギャップを埋め、今とは異なる未来の自己像を思い描かせてくれる。[43] そして、これがウソ偽りのない本当の自分なのだという気分にもさせてくれる。[44] この感覚こそが前に進むエネルギーになるのだ。[45]

夢想の結果、さまざまな可能性が目の前に現れはじめると、あなたはまず計画のバージョン1・0に当たるものを練り、次に探索を繰り返しながら計画を改訂していくことになる。この計画と改訂のプロセスは、いじくり回しのひとつの形態だ。このプロセスにはじっくりと時間をかけるのが効果的だ。上質なチョコレートを味わうのと似ている。チョコレートが口のなかで溶けると、繊細で芳醇な風味が広がる。チョコレートを1口か2口で飲みこんでしまえば、この風味は味わえないだろう。同じように、あなた自身の思考をじっくりと味わえば、繊細な情報が浮かび上がってくる。

ポイントは、たとえバージョン1・0の計画がすべての目標を満たさなくても、がっかりしないことだ。昔の固定電話と現代のスマートフォンを比べてほしい。一方がもう一方の原型だとはにわかに信じがたいが、現にそうなのだ。

また、完璧にこだわる必要もない。深く考えずにいじくり回しを行えば行うほどすばやく、解決策のバージョン1・0へとたどり着ける。そうすれば次のバージョンに向けたヒントが学べるし、行き詰まり感も少なくなる。すべての決断を次のバージョンに進む前の土台と考えれば、完璧かどうかは気にならなくなる。人生はコンクリート建築よりもむしろレゴ遊びに近い。いくらでもブロックを移動できるのだ。

ジャッキーは、選択肢をいじくり回すたびに少しずつ選択肢を絞りこんでいった。上司と話をするという結論を出しても、焦って行動したりはせず、じっくりと策を練った。その結果、先にもっと情報を集めたほうがいいと気づいた。ほかの人々の昇進ペースは？　男性のほうが有利なのか？　ほかの人々の給料は？　私が昇進することでまわりの人々は喜ぶのか、それとも迷惑がかかるのか？

いじくり回しを行う前、彼女は「昇給についてお話があります」と会話を切り出そうと思っていたが、さまざまなシナリオを想定した結果、こう切り出すことにした。「昇進する人々にパターンを発見しました。私がその条件に当てはまるかどうか、ご相談したいのですが」

老子はかつて、「今ある自分を手放したとき、別の自分になれる」と述べた。[46]「可能性」が今ある自分を手放すために必要なものだとすれば、「いじくり回し」とは別の自分になるプロセスにほかならない。ジャッキーはいじくり回しを通じて自己をより深く理解し、自信やモチベーションを高めた。彼女は勇気をふるって上司に話を切り出し、見事に昇給を勝ち取った。

成功に気をよくした彼女は、こんどは結婚生活の改善について夫のボブと話しあおうと考えた。ところが、彼女がこの話題を切り出すと、夫から現実的でないと言われた。夫は1日12時間働いていた。子どもたちの大学の学費を貯めるためにふたりとも必死で働いているのに、今さらギアを入れ替え、ハリウッドの青春恋愛映画ばりの生活を始めるなんてバカげている。そう聞いて、彼女はそれも一理あると思った。話しあいを終えると、彼女はすっかり冷静になり、結婚生活の改善を断念しようとした。

私は彼女にこう告げた。それは彼の1回目の返事だ。まだ最終的な返事と決まったわけじゃない。

失敗に備えるのではなく、失敗を「糧」にする

失敗に備えるというと、ほとんどの人々や企業は失敗を未然に防ごうとする。しかし、失敗を防ぐことばかり考えると、失敗の潜在的なメリットに気づくことができない。失敗の教訓や人生を変えるヒントを見逃してしまうのだ。

チーズを冷蔵庫にしまいっぱなしにしていて、カビが生えた経験は？　または、お皿をシンクに置きっぱなしにしていたら、緑色の物質が繁殖していたことはないだろうか？　そういうのを見つけたら、おそらく反射的に鼻をつまんでチーズをゴミ箱に捨てるだろう。あるいは、すぐにお皿を食洗機に入れ、即「洗浄」ボタンを押すだろう。

スコットランドの生物学者アレクサンダー・フレミングが、臭くて汚いものをすぐに捨

てるほど神経質でなかったのは人類にとって幸いだった。[47] ある年の8月、彼は黄色ブドウ球菌について研究している実験室を休暇で留守にした。黄色ブドウ球菌は、4人にひとりが特に問題なく鼻腔内や口腔内、肛門や生殖器のまわりに保有している細菌だが、化膿性のにきび、蜂巣炎、心臓弁の炎症を引き起こすこともある。

休暇から帰ると、フレミングは実験室の黄色ブドウ球菌の培地に奇妙なカビが生えているのを見つけた。彼は反射的にペトリ皿を捨てる代わりに、そのカビが周囲の黄色ブドウ球菌を死滅させている様子に気づき、興味を持った。これがペニシリンの発見につながる。もし彼がカビを見て、鼻をつまみ、そのまま捨てていたら、感染症の治療の進歩は大きく遅れていたかもしれない。

もうひとつ、有名な薬の例がある。狭心症は心臓の動脈が詰まることによって引き起こされる胸の痛みだ。製薬会社ファイザーはこの胸の痛みを和らげるため、「UK92480」という錠剤を開発した。この薬自体は大失敗だったが、ファイザーは面白い副作用に気づいた。勃起だ。そこで、ファイザーはこの副作用を無視する代わりに詳しく調べた。のちにバイアグラと名づけられたこの薬は、勃起不全の治療薬として承認された。[48]

あなたの人生にも、使い道のある副作用が隠れているとしたら？　集中モードの脳は想定外の結果を無関係だと切り捨ててしまうが、非集中モードの脳はいったん立ち止まって考え、あれこれといじくり回し、そこに隠れたチャンスを探し出す。アレクサンダー・フレミングやファイザーの科学者たちのように、可能性マインドセットを持つ脳は、失敗に反応するだけでなく、失敗を次の行動に結びつける。いつでも目の前の問題から集中を解き、失敗に気づくだけでなく、そこに潜むチャンスを探すわけだ。

あなたが今まで単なる不運で片づけていた出来事を振り返り、「木ではなく森を見ていたらどうなっていただろう?」と自問してみてほしい。あなたに、しばらく失敗を静観し、比喩的な意味で〝落書き〟をする心の余裕があったら? 私たちは失敗を忘れ、それを跡形もなく消し去ってしまいたくなる。しかし、それが本当は絶好のチャンスなのかもしれないのだ。

HINT!

笑う門には福来たる

2015年、認知心理学教授のヘンク・ファン・ステーンベルヘンらは、実験でユーモアが脳に及ぼす影響を調べた。[49] ユーモアには、ストレスフルな状況の影響を和らげる効果があったのか?

被験者は脳にストレスのかかる課題を実行するよう求められた。フランカー課題と呼ばれるそのテストでは、左向きまたは右向きの矢印が画面上に表示される。被験者は矢印の向きと同じ向きの矢印キーをなるべく早く押さなければならない。ところが、問題の矢印の両側には、まぎらわしいことに、同じ向きまたは逆向きの矢印が配置されている。両側の矢印が中央の矢印と同じ方向を向いている場合、回答するのはラクだ。しかし向きがバラバラだと、ほとんどの人は矢印をじっくりと見定めてからキーを押すことになる。

この課題の前、被験者は特に面白くもないマンガと面白おかしいマンガのどちらか一方を見せられた。面白いモノを見ると脳によい影響が表れるかどうかを調べるためだ。

結果は、そのとおりだった。面白いマンガを見た被験者たちは、そうでない被験者と比べて、正解を選ぶのに心のエネルギーを消費しなくてすんだ。ユーモアが矛盾を検出する前頭前皮質内の領域に好影響を及ぼしたのだ。この脳の領域にかかる負荷が和らぎ、脳がより〝柔らかく〟なったといえる。

▼脳を「あらゆるプレッシャー」から解放する

失敗はまちがいなくストレスにつながる。そのため、行き詰まりを抜け出す過程で、ユーモアは前進に大きく役立つ。大失敗したと思っても、それがあなたの最大の財産になることもある。考え方が変わり、視界が晴れるきっかけになるからだ。

ジャッキーは、次にボブと話をしたとき、まず前回深刻になりすぎていた自分の態度を笑い話にした。この彼女の明るい態度を見て、夫は話しあいに応じてくれた。そして、ふたりは今までにない体験を生活に取り入れる方法を考えた。ふたりは、いきなり強制的な夜のデートを始めたりはしなかった。それはスケジュール面だけを見ても現実的ではなかったからだ。彼らは互いを気遣っているフリをしたり、わざとイチャイチャしたり、楽しんでいる演技をしたりはしたくなかった。

そこで、ふたりは小さなことから始めてみた。毎晩30分間、結婚がふたりの人生に及ぼしたメリット、子どもができて得られた自尊心など、前向きな話題について話しあうようにしたのだ。さらに週1回、自宅で「カクテル・ナイト」を開き、恒例のイベントにした。子どもたちでさえカクテル風のドリンクが飲めるその日を楽しみにし、「カクテル・ナイト」という言葉を口にするようになった。ふたりが試した新しい物事は天地がひっくり返るようなものではなかったが（急に劇的な変化があったわけではない）、ふたりでいろいろな選択肢を検討し、実行するというプロセスのおかげで、生き生きとした気分や一体感を感じられるようになった。

また、ふたりは試行錯誤を続けた。毎週恒例のカクテル・ナイトが強制的な楽しみのように感じられはじめると、ふたりはイベントを隔週に変更。毎晩の会話がポジティブ心理学の受け売りみたいに感じられはじめると、ポジティブな内容に限定せず、もっと自然な会話を楽しむことに決めた。ふたりは会話の時間も分散した。毎日でなくとも、ふと思いついたときに電話で話をすることにしたのだ。そこまでたどり着くにはそうとうな努力が必要だったが、この習慣がふたりの気分にプラスの影響を及ぼしていることに気づくと、ふたりはその時間を徐々に増やしていった。

「現実を直視する」ことこそ、忙しい夫婦にとってはいちばんの夢なのかもしれない。本当のあなたとはちがう人間にならなければというプレッシャーから解放されるし、少しずつ物事を変えていくこともできる。そしてまた、人生であまりにも深刻にとらえすぎている物事を笑い飛ばすことだってできるのだ。

第5章のまとめ
心を整えるための6つの習慣

ほとんどの人は誰かのアドバイスを聞いて、そのとおりの変化を実践してみるが、うまくいくためしはほとんど（またはまったく）ない。なぜか？　それは根本的な哲学や信念体系を変えないまま、思考や行動だけを変えようとするからだ。

心を水槽にたとえてみよう。思考や行動は水槽を泳いでいる魚であり、哲学は水、酸素、魚のエサといった「心の生息環境」だ。思考や行動を変える前に、まずあなたの心の生息環境をいじらなければならない。これからは、人生で壁に直面したらまず心の生息環境に変化を加えてみてほしい。そのための習慣をいくつか挙げてみよう。

▼①「言い訳する脳」を黙らせる

１９５６年、心理学者のジャック・ブレームは、電気サンドイッチ・プレス、デスクランプ、ストップウォッチ、トランジスター・ラジオといった家電製品の魅力度を人々に評価してもらう実験を行った。[50]多くの人がふたつの製品に同じ評価をつけた。その場合、同じ評価をつけたふたつの製品のうち、家に持ち帰りたいと思うほうを選んでもらった。

20分後、再び同じ家電製品を評価してもらったところ、意外なことに、人々は前に同じ評価をつけた製品でも、家に持ち帰ることを選んだ製品のほうを高めに評価した。たとえば、ストップウォッチではなくサンドイッチ・プレスを家に持ち帰ると決めた人々は、ストップウォッチの評価を下げたのだ。彼らは、自分の選択が正しかったと自分自身に言い聞かせたわけだ。

1968年、心理学者のロバート・E・ノックスらは、人々にある馬が競馬で勝利する確率を評価してもらった。[51]賭ける前、人々は勝利の確率を7点満点で平均3・48点と評価した。ところが2ドルを賭けると、評価は平均4・81点に増加した。ここでもやはり、人間は何かに身を投じると、脳がそれを重視することがわかる。同じ原理は、休暇先を選ぶ前と選んだあとについても当てはまる。

そして、研究によると、このバイアスは2〜3年ほど持続することがわかる。人間は自分の重視するものをよく覚えているし、また自分の覚えているものを重視する傾向にある。

つまり、脳は自分の選択を正当化するようにできている。そして、この脳の性質こそが、行き詰まりを抜け出そうとする懸命の努力を邪魔する。方針を転換したり、非集中のスイッチをオンにしたりしようと考えるだけでも、脳はカオス状態に陥ってしまう。この状態を専門用語では「認知的不協和」と呼ぶ。たとえその変化があなた自身のためになるとしても、脳は変化に逆らい、行き詰まっている現状にとどまろうとする。変化よりも行き詰まっている現状のほうがまだ居心地がよいからだ。

言い訳する脳を黙らせる最初のステップは、あなたが正当化の罠に陥りうると認めることだ。一人称よりも二人称の独り言のほうがストレス緩和に効果的なので、ここでは次のように自分に語りかけるといいだろう。「言い訳を受け入れるな。目標は行き詰まりから抜け出すことだ[52]」

もちろん、時には言い訳があなたという人間の本質とかかわっていることもある。あなた自身に対する自己理解をもとにして、「これは私向きじゃない」と判断することもあろう。「私は冒険家タイプじゃないし」と言って、現状維持を正当化することもあるかもしれない。こうした考えがよぎったときは、言い訳する脳が出しゃばっているサインだ。独り言を使ってあいだに割って入ろう。

余談だが、「冒険」遺伝子を特定する研究は数多く行われている。いくつかの研究で、ドーパミンD4受容体遺伝子(DRD4)が新奇なものを求める傾向に関連している可能性があると報告されている[53]。その一方で、この結果の再現に失敗した研究も数多くある。たとえ遺伝子がこの行動に寄与しているとしても、寄与の割合はせいぜい全体の4〜6パーセントにすぎない。つまり、あなたが現時点であまり冒険家タイプでないとしても、それは最終宣告ではないということだ。あなたは遺伝子や習慣の囚人ではない。強い意志さえあれば、あなた自身の心の持ち方を変えることはできるのだ。

▼②1日に「ストレスフリーの時間」を組みこむ

ストレスは、平穏な浜辺からあなたをさらう引き波だ。ストレスにさらされると、あなたは習慣に閉じこめられ、思考、感情、習慣を変えるのが難しくなる。[54]

人生にストレスはつきものだが、今よりも効果的にストレスを管理することならできる。まずは、日常的なストレスから絶対に解放される時間を設けるといいだろう。どれだけその時間を捻出するのが難しくても、ストレスを管理できればそのメリットは計り知れないという事実をぜひ理解してほしい。

こんな例がある。医師の燃え尽き症候群はますます蔓延している。これもストレスの深刻な影響のひとつだ。2014年、メイヨー・クリニックの内科医コリン・P・ウエストは、2週間に1時間、有給の休憩を取ってディスカッション・グループに参加するよう医師たちに求めた。[55] ディスカッションで、医師たちは日々の出来事をじっくりと振り返り、経験を共有し、お互いから学びあった。すると9か月後、医師たちのやる気、自信、燃え尽き、うつ症状、生活の質、仕事への満足度が大幅に改善した。降りかかるストレスは同じでも、全体的に気分が向上したわけだ。

毎月、ましてや毎週1時間を捻出するのが難しいことはわかっている。それでも、毎週なんの邪魔も受けないストレスフリーの時間を設けることは、試してみるだけの価値があると思う。目的は、その時間だけは厄介事を寄せつけず、心のベルトコンベヤーから精神的な重荷を下ろすこと。ひとりきりであれ、一緒にいて楽しい友人とであれ、1日に平穏をもたらしてくれそうな活動を選ぼう。絵を描くのでも、犬の散歩でも、愛用の椅子に腰かけて天井をボーッと眺めるのでもかまわない。

最近、私の同僚の内科医がショッキングな体験談を聞かせてくれた。彼女がある患者と電話で話しているとき、その患者が心臓発作とおぼしき症状を起こした。「心臓発作じゃないかしら。すぐに来て」と彼女は伝えた。するとその患者は、息子には大事な試合があるし、夫は長期出張から帰ってくるし、とさまざまな理由をつけ、受診の勧めを丁重に断った。彼女はせめて1日だけでも受診を先延ばししたいと言った。ウソみたいでしょう？しかし、1日のスケジュールに意識的な休憩時間やストレスフリーの時間を組みこまなければ、あなたも同じように重篤なサインを見逃し、他人から見ればバカバカしいような形で健康を損ねてしまう危険性があるのだ。

▼③信念を人生の「羅針盤」にする

信念は、外部から入ってくる感覚情報にとって生物学的な入口部分に当たる。この信念によってあなたの感覚情報が振り分けられる。つまり、信念が変われば、見えるもの、聞こえるものも変わるということだ。

過去の研究結果を見てみると、信念によって現れたり消えたりする病気の例がたくさん報告されている。1988年、心理学者のニコラス・スパノスらは、催眠を使っていぼを消滅させる実験を行った[56]。そのうえで、この治療の効果を偽薬および無治療と比較した。その結果、催眠といぼの退縮に関連が認められた。特に、被験者がいぼの退縮を鮮明にイメージした場合に効果が高かった。

そのメカニズムについてはいまだ論争中だが、たいていの治療と同じで、おそらくすべてのいぼや状況に対して有効なわけではないだろう。それでも、対照研究と事例研究の両方を含む20以上の研究で、この効果が実証されている。この現象を目の当たりにした人々は、信念が「生化学的な戦闘戦略」を活性化させると理論づけている[57]。化学伝達物質がウイルス性のいぼを死滅させる免疫細胞の働きを促進したり、細い動脈を選択的に収縮させ、いぼへの栄養素の供給を遮断したりするというのだ。

つまり、信念には生化学的な裏づけがある。だからこそ、行き詰まりを感じているときにも大きな味方になる。

だから、あなたの脳にこの信念を植えつけるのをためらわないでほしい。脳に報酬を与えるためには、信じこむことがどうしても必要なのだと脳に説明してあげてほしい（口に出しても、頭のなかで考えるだけでもかまわない）。本章で紹介した痛みの緩和や偽薬の研究を思い出そう。

あなたと同じ望みを叶えた人がひとりでもいるなら、あなたがその望みを叶えることも不可能ではないはずだ。極貧から抜け出して何不自由のない財産を築いた人は何人もいるし、ずっと独り身だったのにとうとう愛を見つけた人々は世界じゅうにごまんといる。大事なのは、確率の大小ではなく可能かどうかに注目することだ。心から可能性を信じれば、行き詰まりを抜け出す第一歩はすでに踏み出しているのだ。

▼④「地平線」に向かって進む

限界を地平線ととらえてほしい[58]。限界を知って歩みを止めたり引き返したりするのではなく、道中で試行錯誤やいじくり回しを繰り返しながら前に進みつづけるべきだ。そうすれば、地平線と同じように限界も時に変化することに気づく。探索を続けていれば、今まで終点に見えていたものが実はそうでないとわかるケースも多い。

この考え方を念頭に置き、あなたのアイデアや障害物を地平線上にある点ととらえてみてほしい。近づくにつれて大きくなることもあれば、遠ざかっていくこともあるだろう。絶対的なものではないはずだ。この原則を胸に刻み、1か月目は週に1歩、2か月目は週に2歩と足を踏み出してみる。必ずしも前向きの一歩である必要もないし、前の一歩と関連している必要もない。

たとえば、転職したいのだが現実的な理由で難しいとしよう。それでも、あきらめてしまって何もしないのではなく、現実的でないと十分に承知したうえで別の仕事を探してみよう。ネットで30分間、求人情報を閲覧するだけでも、可能なことと可能でないことがわかり、新たな可能性について考える刺激を脳に与えられるかもしれない。

ジャッキーは、ふたりの過ごし方を変えるという提案をボブにきっぱりと断られたあとも、もういちど原点に戻り、あれこれと考え直した。あなたもこうした行動を少しずつ増やしていくべきだ。一歩一歩をいじくり回しととらえ、あなた自身の人生の彫刻家になろう。

▼⑤「空想の扉」を開く

「脳全体」を使った人生を送るには、非集中モードで密かに機能する無意識の脳のために、時間とスペースを捧げる必要がある。これ以上、行き詰まりの壁に頭をぶつけつづけなくてすむよう、1日のなかに〝待つ〟時間や夢想の時間を意識的に組みこむことが大切だ。

1950年代、イェール大学の心理学者ジェローム・シンガーは、3種類の空想を特定した[59]。「前向きな建設的空想」は、心の葛藤が比較的少ないプロセスであり、遊び心や希望を持ちながら鮮明な想像にふける。「憂うつな罪悪的空想」は、渇望、挫折、攻撃性、強迫的なトラウマの再現の組み合わせによって引き起こされる。「注意制御の欠陥」は、不安を抱える人々や集中することに難を抱える人々によく見られる。当然、あなたが目指すべきはひとつ目の「前向きな建設的空想」だ。

空想にふけると、よりよい未来の計画を練り、脳が処理している複数の物事に注意を払うことができる。加えて、空想は習慣と距離を置く機会も与えてくれる。行き詰まりを抜け出す第一歩としては打ってつけだ。

毎日、心をさまよわせる時間を取ることが大事だ。目を覚ました直後、起き上がって1日を迎える前に行うもよし、窓の外を眺めながら、待合室で腰かけながら、散歩しながら空想にひたるもよし。矛盾して聞こえるかもしれないが、待ち時間のない人生は効率が悪い。充電しなければ脳はすぐに電池切れになってしまう。厳密な数字は出せないが、まずは1日15分、慣れてきたら1日3〜4回、各15〜30分間の空想タイムを取るだけで、きっと行き詰まり感に変化が見られると思う。

合計60分間もの空想タイムを1日のスケジュールに組みこむのはたいへんすぎると思うなら、おそらく現実を見誤っている。私たちは起きている時間の半分以上を空想に費やしていることが数々の研究でわかっている。[60] どちらにしても空想がこっそりと脳に忍び寄ってくるなら、いっそのこと空想タイムをもっとも疲れて（または退屈して）いそうな時間帯に意識的に組みこみ、前向きに空想を利用してみてはいかがだろう？　最初は、空想タイムを思い出すためにアラームが必要かもしれないが、だんだん自然とできるようになっていくはずだ。

▼⑥何があっても「心」に寄り添う

脳の感情中枢は、思考する脳とつながっている。[61] その意味は思うよりシンプルだ。考えてもみてほしい。ハイキング中にキツネを見かけたら、不安を感じて逃げようと考えるだろう。ショッピングモールのエスカレーターのいちばん上に親友を見かけたら、興奮して上まで駆け上がろうと考えるだろう。こう説明すると、思考と感情が密接に結びついていることがわかると思う。

実際、神経学者のアントニオ・ダマシオは、「デカルトの誤り」をテーマにまるまる一冊の本を書き上げている。[62] 彼は、「我思う、ゆえに我在り」は神経学的には正しくないと主張した。むしろ、思考と感情の回路は脳内で絡みあっているのだ。

頭が行き詰まったとき、心の声に従うのは理にかなっている（もちろん、脳は直感、愛情、本能を処理するので、「心」とも深くかかわっている。ここでは比喩で述べているにすぎない）。迷ったときは、あなたの本当の願いや信念、自然と気分が上がる場所へと原点回帰することが大事だ。

ギリシャ系アメリカ人のジョン・カサヴェテスは、現代でもっとも影響力を持つ映画監督のひとりだ。[63] 制作する映画をどうやって決めるのかと問われると（それもたいていは微々たる予算やローンで）、彼はひとつのこだわりがあるのだと答えた。それは愛だ。彼は愛をテーマにした映画しか制作しなかった。愛の追求こそが彼の情熱だったのだ。あなた

集中マインドセット	非集中マインドセットへの切り替え方
外的な現実を行動の道しるべにする。	あなた自身の信念によって外的な現実を形づくる。
戦略を立て、実行する。	戦略を立て、少し待ってみる。
人生にストレスはつきものだとあきらめる。	1日にストレスフリーの時間を組みこむ。
目標に到達できなければ、完璧な戦略を立ててから実行する。	目標に到達できなくても、行動するたびにあなたの理想の彫刻の完成に向けて少しずつ彫り進めていっていると考える。
合理的に考え、常に目標に目を向ける。	心の声にも常に耳を傾ける。

、の情熱はなんだろう？　それを認め、受け入れよう。

あなたの人生に「心」をプラスするには、週に1回ひとりきりで、またはあなたの親しい人と一緒に、あなたの大好きなことをする「心の寄り添いタイム」を設けるといい。必ずしも時間をかける必要はないが、あなたの心の健康を保つ重要な方法だ。

あなたの情熱が料理なら、週に一晩は手のこんだ料理や想い出のこみ上げてくる料理をつくろう。音楽が好きなら、音楽を演奏したり聴いたりする時間を取ろう。読書をしているときに生き生きとした気分になれるなら、その時間をつくろう。詩を書くと心が満たされるなら、1日に1行か2行だけでも書こう。大事なのは感情を刺激する何かをすることだ。ここでは紹介しきれないほど多くの研究で、感情が暗闇のなかの灯台のような役割を果たすことが証明されている。

こうあなた自身の心に問いかけてみてほしい。

「私の行動を導いてくれる信念とはなんだろう？」
「私にとって本当に大切なものは？」
「それは今までどう変化してきただろう？」

これらの疑問に答えれば、きっとあなたの人生のピースどうしをつなぎあわせる強烈な感情を呼び覚ますことができるだろう。

▼心を整える！「非集中マインドセット」のコツ

集中した状態に閉じこめられると、人は行き詰まってしまう。しかし、可能性をコンパスにすれば、行き詰まることはありえない。集中漬けの1日に非集中の考え方や原理を取り入れれば、認知のリズムを活かすことができる。もうあなたの人生が手詰まり状態であることはなくなる。それどころか、人生が退屈な日常ではなく冒険に満ちたゲームに感じられるようになるだろう。

前ページの表は、集中と非集中があなたのマインドセットにもたらす変化をまとめたものだ。人生がいっぱいいっぱいになったときは、この表を参照してほしい。俯瞰的な視点を持つことはいつでも役立つ。

第 6 章

「矛盾」をあえて受け入れて、脳の可能性を極限まで広げる

自分を超えつづける「非集中」の力

平凡な人間がみずからの選択で
非凡な人間になることは可能だと思う。
—— イーロン・マスク

脳に秘められた「世界を変える力」を手に入れる

1964年1月、その息子は米ニューメキシコ州アルバカーキで10代の新婚の母親のもとに生まれた。[1] そのわずか1年半後、母親は酒浸りで甲斐性のない夫に愛想を尽かし、離婚を申請した。息子が4歳のとき、彼女はキューバ難民と再婚、ヒューストンに住まいを移し、息子が10代のときにこんどはマイアミへと引っ越した。[2] その少年は二度と実の父親に会うことはなかった。[3]

混乱した幼少期にもかかわらず、その少年は好奇心旺盛で活発だった。まだよちよち歩きのころ、彼はもうベビーベッドはいらないと思い、ドライバーでベビーベッドを分解した。[4] あるときは電気式の警報装置を設置してきょうだいたちが自分の部屋に入ってこられないようにしたし、[5] セメントが詰まったタイヤを使って門の自動開閉装置をつくった。[6] また、傘とアルミ箔を使って、原始的なソーラー調理器をつくったこともあった。

結局、両親は彼の発明品や実験器具の山をガレージに移動させるはめになり、そこが彼の実験室になった。12歳のとき、彼は「優秀な子ども」に関する本で取り上げられた。[7] 彼はその本で、「気さく」で「真面目」ではあるが「とりわけリーダーシップには優れていない」と説明された。

彼は10代でコンピューターに熱中し、まだ高校生のころに恋人と一緒に夏期講習プログラムを立ち上げた。「ドリーム・インスティテュート」と名づけられたそのプログラムは、4〜6年生の創造的思考を養うというものだった。[8] リーダーシップに優れていないなんてよく言ったものだ！　彼は卒業生総代として高校を出ると、プリンストン大学に進学、計算機科学と電気工学の学士号を取得した。その後、「ファイテル」、「バンカーズ・トラスト」に勤めたのち、投資会社「D・E・ショー」では同社の最年少副社長のひとりになった。

しかし、彼は高給の約束されたウォール・ストリートで働くだけでは満足できなかった。彼は頭のなかで本物の「ドリーム・インスティテュート」（＝夢の組織）を思い描いていたが、まだ実現には至っていなかった。そこで1994年、彼は超高給の仕事、安定した職、約束された巨額のボーナスを投げ打って会社を辞め、シアトルへと移住。再びガレージでソフトウェアの開発を始めた。

1995年7月、彼は今や「エブリシング・ストア」（＝すべてを販売する店）として知られるオンライン書店「アマゾン」を設立した。

その男、ジェフ・ベゾスは、書籍、教育、そして人間に深い愛情を注いでいくことになる。1999年には『タイム』誌のパーソン・オブ・ザ・イヤーに選出、[9] 2008年には『USニューズ&ワールド・レポート』誌でアメリカ最高のリーダーのひとりに選ばれる。[10] 2012年には『フォーチュン』誌で「ビジネス・パーソン・オブ・ザ・イヤー」に選出、[11] 2016年には『フォーブス』誌の長者番付で世界第5位に入った。[12]

ベゾスのこれまでの実績を考えると、つい「偉大さ」を栄誉やお金と混同してしまいがちだ。しかし、ベゾスの偉大さは、彼が築いてきた富や権力だけではない。彼が突出しているのは、自分自身のビジョンに対する信念や、そのビジョンに従って行動する意志力、そして問題に直面したときに考え方を変える柔軟性だ。

実際、彼は一貫した思考というのはそれほどよい心の状態ではないと述べている。[13] 成功する人々は1日でコロッと考えが変わることさえあると彼は信じているのだ。彼の例が教えてくれるのは、偉大さとは単なる非凡な心の状態ではないということだ。その心の状態を深い意味を持つ行動へと置き換え、絶えず修正していくことでもあるのだ。

そうした「深さ」というのは抽象的で実現しづらいものなので、多くの人々は「偉大さ」を人為的な目標ととらえてしまうかもしれない。偉大になろうと考えただけでやる気を失うこともあるだろう。しかし、あなたの脳の細胞や回路を組み直し、あなたがなりうる最高の自分になると考えれば、そう気負わずにすむ。それは人間なら誰でも持つ能力だ。脳は変わる。そしてすばらしいのは、あなた自身で脳を変えられるという点なのだ。[14]

まちがいなく、集中は偉大さを手に入れる要素のひとつだ。しかしより重要なのは、その集中の「源」が成功を左右するという点だ。[15] 本章では、非集中が集中した行動を養う肥沃な土壌であるという事実を学んでいく。そういう意味では、偉大さは今のあなたとそうかけ離れた場所にあるわけではない。日々の思考に非集中を取り入れる意欲さえあれば、偉大なあなたに近づける。

非集中といっても、大事なのは「休息」や「のんびりする時間」だけではない。偉大なあなたを実現するという点でいえば、非集中はあなた自身のさまざまな面を表現したり、目的意識にひたったり、過去の体験をいろいろな角度から検証したり、論理を飛躍して考えたり、あなたの未来のビジョンを想像して表現したりするのに役立つ。いずれの場合も、合理的思考がお荷物にならないよう、あなたと合理的思考との関係をうまく形づくってやることが必要だ。

あなた自身の「二面性」を受け入れる

人間は本質的に矛盾をはらんでいる。とすれば偉大さも同じだ。往々にして、優しくなるには残酷でなければならないし、賢く好奇心旺盛になるには幼稚でなければならないし、あなたの強みを探すためにはそれだけ弱くなければならない。

しかし、あなたのアイデンティティをなんらかの方法で定義する従来のやり方では、あなた自身のたったひとつの側面に着目せざるをえなくなる。あなたを職業上の肩書きで定義するのもそれと同じことだ。あなた自身のたった一面しか発揮しないまま「偉大」になろうとするのは、片手を背中に回したままボールをキャッチしようとするようなものだ。集中はもうひとりのあなた、偉大なあなたをざっくりと切り落としてしまうわけだ。

何事にも二面性がある。たとえば、絵画のオリジナル作品が持つ唯一性は、複製によって薄められてしまうが、レプリカがつくられるからこそ、人々はそうでもなければとうてい買えないような絵画を壁に飾れる。遺伝子組み換え食品は体に悪いかもしれないが、農薬が少なくてすみ、世界の人々に安定して食糧を供給できる。資本主義は行き過ぎや搾取といった数々の問題をはらみつつも、経済や政治の自由を人々に与えている。そして、現代機器が会話の妨げになると愚痴をこぼしながらも、私たちはテクノロジーが与えてくれるつながりを享受している。

私たちは自分自身の嗜好に執着するあまり、議論において一方的な意見を抱きやすい。時にはこの執着が極端な立場を取ることにつながる。政治集会、完全菜食主義、遺伝子組み換え食品の反対組織、「ウォール街を占拠せよ」運動など、特定の社会理念を支持することとさえあるかもしれない。

もちろん、それは悪いことではない。ただ、一方の意見だけに肩入れすると、視野が狭まる危険がある。そして、思考や行動の刺激となる葛藤、パラドックス、矛盾が封じこめられてしまう。過度な単純化は偽りの満足感を生むことが多い。だから、時には非集中を用いて全体像を見る必要があるし、動的ないじくり回しを通じて幻滅を振り払うことも必要だ。

たとえば、ジェフ・ベゾスは現代ではどちらかというと寛大なCEOとして知られているが、悪名高いほど短気で社員に厳しいことでも知られる。[16] そして、根は非常に真面目なのに、とても遊び心があるともいわれる。[17] 自身の結婚式では、大人の招待客のため、水風船を使った屋外の遊び時間を設けたほどだ。

また、彼のアドバイスのひとつに、頑固であると同時に柔軟であれ、というものがある。[18] 粘り強く実験を繰り返すくらい頑固で、さまざまな解決策に目を向けるくらい柔軟になれという意味だ。時と場合に応じて自分を使い分ける能力は、偉大な人々が自分に与えている許可証だ。あなた自身はただひとりである必要はないのだ。

意思決定をするとき、ベゾスはデータも活用するが、時には調査で顧客が買わないだろうと〝証明〟されているものも売ってみる。彼は必ずしも目先の調査で商品の長期的な採算性や人気がわかるとは考えていない。[19] つまり、彼は目の前のデータから集中を解き、長期的な可能性に目を向ける。ビームを遠距離用のものに切り替えるわけだ。

一点の曇りもない性格や意見ではなく、複雑さこそが偉大なリーダーの特徴だ。そして、偉大なあなたを目指すなら、「かくあるべき」という自己像からいったん注目を解き、もう片方のあなたに目を向けてみよう。矛盾するようだが、もうひとりの自分に目を向けたほうが自己との一体感が高まる。そして、偉大なあなたを呼び覚ますパワーが湧いてくるだろう。

HINT!

矛盾を受け入れてみよう

脳内では、苦痛を感じると〝快楽〟物質が放出されることがある。[20] ストレスは必要なタイミングであなたの注意を何かに向けさせるが、ストレスにうまく対処できないとあなたの首を絞めることもある。[21] 愛情と憎悪をつかさどる脳の並列回路は、同時に刺激される場合もある。[22] ＤＭＮが活性化されて自己との一体感が高まると、他者との一体感まで深まる。[23] そう、脳はそもそも矛盾だらけなのだ。だとしたら、いっそ矛盾を受け入れてはどうだろう？

あなた自身の矛盾を理解するひとつの方法がある。あなたという人間の特徴が一点に固定されているのではなく、グラデーションの上にあると考えるのだ。そして、日々の生活や会話のなかでこのグラデーションについて振り返ってみてほしい。

たとえば、自分は内向的だと決めつける代わりに、内向的にふるまう状況と、もう少し社交的になれる状況を考えてみよう。また、まぎれもなく正しいあなたの3つの特徴を書き出し、あなたがその法則に当てはまらなかった事例を探すのもいい。これを毎週行えば、あなたの性格や考え方を1色で表現することなどできないと気づくだろう。集中モードの脳では、こうした事実には永遠に気づけないのだ。

いじくり回しの精神があれば、あなたにとって決して心地よくない仮説を立てたり、矛盾に対処したりできるようになる。たとえば、集中と非集中を同時に行ったり、気まぐれではなく計画的に空想を行ったり、マルチタスキングせずにスーパータスキングしたり、体の力が抜けるほど何かに没頭したり。こういう一見したところ矛盾に思えることは、あなたという人間が本当は複雑であることを表わしている。いじくり回しの精神は、人間の複雑さを認めて力に変えるのだ。

人生で大事なのは、あなたの大好きなことをする時間を見つけることではない。つくることだ。優先すべきはあなた自身の人生なのだ。矛盾を受け入れ、〝本当のあなた〟として人生と向きあえば、熱中や生産性は高まる。牙を抜かれて力を失ったあなたではなく、あなたというまるまるひとりの人間になれるからだ。

「夢の燃料」を脳に与える

偉大なあなたを手に入れるには、あなた自身の力を最大限に発揮できる状態でなければならない。そしてその「力」は、困難を前にしても目的意識を持ちつづけることで得られることが多い。

目的意識とは、思考でも感情でもなく、あなたの夢の燃料となる目に見えない自然な衝動だ。そして目的意識は、純粋な理屈では説明できない知性を与えてくれる。それが何かを実現する力になる。目的意識が姿を現わすたび、脳の報酬中枢の活動が高まる。[24]

目的意識を持つ人々は〝使命〟に駆られている。ベゾスもしかり。彼はアマゾンの倉庫システムを完成させる資金を調達するまで、何百冊という本を手作業で梱包していた。彼のような人々は、使命感が与えてくれる絶え間ない報酬を原動力や刺激にしている。基本的に、目的意識を持つ人々はひたすら何かに〝突き動かされている〟のであって、世界に及ぼす影響力だとか、自分が築き上げる遺産のことなど考えていない。それを考えるのはずっとあとの話なのだ。

『タイム』誌が発表した２０１６年の「世界でもっとも影響力のある１００人」のなかには、歌手のアデル、リアリティ番組のスター、元オリンピック選手、トランスジェンダー活動家のケイトリン・ジェンナー、ＮＢＡのスター選手のステフィン・カリーといった顔ぶれが並ぶ[25]。こうした人々をローマ教皇、アウンサンスーチー、アンゲラ・メルケルと同列に並べるのはためらわれるかもしれない。しかし、そうするだけの理由がある。彼ら彼女らが人々の記憶に残り、世界に影響を及ぼす〝パフォーマンス〟で主役の座をつかんだのは、いつでも目的意識とやる気に満ちているからだ。

　彼らは必ずしも最初から世界を変えようと思っていたわけではない。今でこそ世界を変えたいと思えば変えられるくらいの国際的な舞台に立っているが、すべての始まりには目的意識がある。私の本業である医療の世界でいえば、初めから自分を社会的目標と結びつけようとする人々は、社会的な良心から一時的な慰めを得ることはできたとしても、目的意識と結びついていることは少ない。また、街角の演説集会や自説を繰り広げるネット上の媒体も、目的意識を発揮するのに有効な手段というよりは、世の中に幻滅している人々の溜まり場になっていることが多い。

たとえば、自分の仕事が大好きな医師は、ふつうは命を救いたいという欲求に駆られているわけではない。命を救うというのは、医師という職業のうれしい副産物にすぎないのだ。むしろ、彼らは最高の自分として生きているという感覚を糧にしていることが多い。これはあいまいな感情であり、命を救うという目標はその心理状態に達するひとつの方法なのだ。しかし、彼らの原動力の源はその感情であって目標ではない。あなた自身の目的意識（目標ではない！）に耳を傾けたことがあるなら、蝶を両手でつかまえるようなものだと気づくだろう。蝶は止まろうと思うまではひらひらと逃げつづける。あなたをどれだけ立派な大義と結びつけてくれるとしても、集中だけではそう遠くへは進めない。むしろ、あなたを目標へといざなってくれるのは非集中だ。蝶が手に止まるのを待つしかないのだ。

先ほど挙げた偉人たちは、目的意識についてたずねられたら、たぶん人類の役に立ちたかったとは答えないだろう。むしろ、最高の自分になりたかった、できるだけ自分らしくありたかったと答えると思う。それがあなたの取るべき第一歩だ。ただ、この方針の問題点は、目標自体があいまいで、「最高の自分になる」「できるだけ自分らしくある」ことに集中して取り組むことができない点だ。目標は自分で見つけなければならないし、そのプロセスは永遠に続く。しかも、自分探しという地図のない旅に出るのは不安を伴う。しかし、そのもやもやとした感覚こそがきっと自己実現の足しになるはずだ。

多くの人々は、この葛藤に直面すると燃料切れになってしまう。すると、私たちは夢のハードルを下げて不安を抑えようとする。この行為は「セルフ・ハンディキャッピング」と呼ばれる。[26] 努力レベルを落とす、または挑戦しないことで失敗への恐怖を避けるわけだ。ついやってしまいがちだが、これはいちばんやってはならないことである。

セルフ・ハンディキャッピングがクセになると、ネガティブな感情を抑制する脳の領域、つまり矛盾を検出する部分の灰白質が発達する。[27] 確かに自尊心は守られるが、目的意識や偉大なあなたとの連絡が遮断されるという面もある。不安なときは、逆にハードルを上げることを考えたほうがいい。そのためには非集中が必要だ。あなた自身を模索し、そうして得た発見をもとに次の一歩を踏み出そう。そのためのヒントをふたつ——積極的分離と自発性——紹介していこう。

▼「積極的分離」で自分を組み立て直す

ポーランドの精神科医で心理学者のカジミェシュ・ドンブロフスキは、不安や緊張が自己実現に必要な理由を説明する「積極的分離」理論を提唱した。[28] 不安や緊張は人格を形成するだけでなく、成長にとって不可欠でもあるという。つまり、あなたを奮起させるのだ。テニス界のレジェンドであるビリー・ジーン・キングは、「プレッシャーは特権」と言い放ったことで有名だ。[29] あなた自身を分解する過程では、自分が何をすべきかさえ理解しておけばよい。偉大なあなたを手に入れるために脳を変えるというのは、脳を組み立て直す作業にほかならない。

その名称が示すとおり、積極的分離では、よい意味であなた自身をいったん分解し、それまでよりも巨大で強いあなた自身やあなたの人生を築き直していく。それはいちどきりのプロセスではない。生涯をかけて少しずつ偉大なあなたを築き上げていく、自己愛に満ちたプロセスなのだ。

HINT!

自分の中の〝封〟を破り、ダイナミックに成長しよう

あなたが最大限まで成長できるかどうかは、3つの要因にかかっている。人生の極端な状況のなかで成長する能力、現時点での才能や能力、そして成長意欲と自立心だ。[30] 偉大さを手に入れる〝正しい〟道などないし、その道がはっきりと定められているわけでもない。

特別な才能を持つ子ども（「ギフテッド」と呼ばれる）の多くは、「積極的分離」を体験する。[31] ただ、感情が繊細でマイペースな彼らは、多くの場合、誤ってADHDと診断されてしまう。しかし、彼らは不注意なのではない。新しいバージョンの自分へと注意を切り替え、その新しい心理状態に適応する途上にいるだけなのだ。その感情の繊細さゆえに分離を頻繁に繰り返すが、しばらくすると再統合する。

こうした分離は、感情の変動状態を表わすので「ダイナミズム」と呼ばれることも多

い。[32]この状態にある子どもたちは、自問を繰り返して自分自身を断続的に分解し、自分にとって許容できる自己へと到達するまで、毎回ちがう方法で自分自身を組み立てていく。まわりの人々は「集中しなさい」「ひとつを選びなさい」「落ち着きなさい」と叱るが、特別な才能を持つ子どもたちは、現状維持という安心感を喜んで投げ打つだろう。彼らにとっては、停滞することのほうがはるかに苦しいのだ。

誰にでもその〝才能〟は眠っている。偉大なあなたを手に入れられるかどうかは、その封を開ける心構えがあるかどうかに大きくかかっているのだ。

ドンブロフスキの説明によると、積極的分離を実現するには、まずあなたの内部にある葛藤に対処し、次に現在のあなたと理想のあなたとのあいだにある葛藤に対処する必要がある（解決するのではない）[33]。彼はあなた自身の内部の葛藤を「水平的葛藤」と呼んでいる。この葛藤は、あなたの現在のレベルの自己で引き起こされるからだ。また、現在のあなたと理想のあなたとのあいだにある葛藤は「垂直的葛藤」と呼ばれる。現在のあなたよりも高い（偉大な）自己に向かってはしごをのぼる必要があるからだ。

水平的葛藤では、「現在の仕事を続けるべきか、転職すべきか？」「現在の恋愛関係を続けるべきか、前に進むべきか？」を模索する。選択は明白ではないし、やすやすと決断することはできない。葛藤に苦しめられたとしても、焦ってはいけない。むしろ、ダンベルをしばらく持ち上げつづけるのと同じように、心のなかで湧き上がる葛藤に耐えるすべを学ぼう。不安が湧き上がるたび、重いダンベルを持ち上げたときと同じように、しばらくそのまま耐える。そして限界に達したら手放すのだ。

一見すると、こんなことをしてなんの意味があるのかと思うかもしれない。不快を断ち切り、さっさと決断してはいけないのか？　それがいけないのだ。それではまったく運動をしないようなものだ。心の運動をしないことを心の安定と勘違いしてしまうことになる。このふたつは同じではない。

この不安に耐える練習を積み、いろいろなレベルの不安を試すと（筋肉がつくにつれてダンベルの重量を増やすのと似ている）、次は垂直的葛藤の段階に突入する。この段階では、「私は最高の自分として生きているだろうか？」と自問しよう。ほとんどの人はそうではないと思う。そして、自分のムダにしてきた時間を考えると怖じ気づいてしまう。ここでもやはり、その不安から逃げ出すのではなく、少しずつ不安を受け入れ、限界に達したら不安を取り除いて一息つくのがいいだろう。次第に、この不安こそが私たちをひとつ上の自分、偉大な自分へと前進させる燃料になっていく。

不安や葛藤は私たちを苦しませることもあるが、それにじっくりと耐え、自分自身の怒り、意志、強さを最大限に引き出すことができれば、私たちの内なる偉大さを呼び覚ますことができるだろう。

水平的葛藤や垂直的葛藤の解決が難しいのは、うっかりまちがった選択をしてしまうのではないかという恐怖があるからだ。私たちの脳はまちがいに対して超敏感だ。この恐怖は大人だけのものではなく、生まれたときから存在する。

2006年、心理学者のアンドレア・バーガーは、生後6〜9か月の子どもに2種類の計算式を見せた。ひとつは正しい式（1＋1＝2）で、もうひとつは正しくない式（1＋1＝1）だ。といっても数式を見せたわけではなく、数値に対応する個数の人形を使って計算式を再現した。たとえば、人形がひとつあるところにもうひとつ人形が加わると、ふたつになったり、なぜかひとつのままだったりするのだ。すると、子どもたちは正しい計算式よりも正しくない計算式を見せられたときのほうが画面を長く見つめた。[34]

大人になるにつれて、このまちがいに対する感受性はいっそう高まる。まちがいを犯すと、葛藤や不安を知らせる脳のアラームがけたたましく鳴る。それに奮起するのが理想的だが、積極的分離の心理状態にないと、固まったり逃げ出したりしてしまう。場合によってはそれが正しい反応であることもあるのだが、失敗を検証して修正するのではなく、後悔に駆られてくよくよすると、すぐさま自責の念に閉じこめられてしまう。

この現象は競技スポーツでよく見られる。プレッシャーにさらされた選手が急に調子を崩し、防戦一方になり、ポイントを失っていくケースだ。こうなると選手は崩れはじめる。しかしそんなとき、自分が攻撃的に戦うことをやめ、守備的な選択肢のなかから選ぼうとしている（水平的葛藤にはまりこんでいる）ことにふと気づく。今までさんざん練習をしてきたのだから、もっと高いレベルでプレイするべきだと（垂直的葛藤）。こうして、選手は守備的な選択肢を捨て、まったく新しいレベルのプレイをするという意識的な決断をする。

日常生活でも、こうしてキャリアの選択を行うと効果的だ。たとえば、あなたが医師で、テクノロジーと医療の中心で活躍したいと願っているなら、通常の医療業務と医学の道をあきらめ、医療技術の分野で新しいキャリアを築き直す手も考えられるし、あなたが専業主婦（夫）でパートに出たいと思っているなら、家事の順番を組み直す手もあるだろう。これは自分の生活をいったんバラバラにする作業なので、大きなストレスを伴うことも多いが、自分自身の運命が好転するのを実感しはじめれば、方向性が正しいとわかるはずだ。

▼「自発性」でセルフコントロール力を磨く

自発性はあなたの目的意識が現れる入口のような働きをする。このリラックスした瞬間にこそ、真実がひょっこりと姿を現わすものなのだ。自発性に身を委ねると、物事を考えすぎなくてすむので、あなたの目的意識はより自然で本物らしく感じられる。

自発性に身を委ねるのは口で言うほど簡単ではないが、自分の目的意識を見つけて表現するうえで途方もなく重要だ。脳が自発的な状態になると、脳の制御領域は記憶の扉を少しだけ開き、記憶を脳の残りの活動と融合させる。[35]

また、自発性は脳の即興回路も活性化させる。こうなると、その場その場で答えを探し、つくり出していくことになるので、失敗を犯したり、答えがわからなかったりすることへの抵抗がなくなる。[36] たとえば、ジャズ・ミュージシャンは一般的な意味では集中していない。むしろ、彼らは脳内を駆け巡る音楽情報の予測不能性に身を委ねているのだ。[37]

HINT!

自発性に身を委ねてみよう

自発性はうまく機能すれば人生で大きく役立つ。自発性は脳の感覚的な側面と運動的な側面を効率的に融合する。脳ではこのふたつの部分が常に働いている。人間は体を動かしつつ、見たり、聞いたり、味わったり、触ったり、匂ったりしている。集中はこれらのいずれかひとつだけを優先させることで、私たちの行動を制限する。自発性という形の非集中は、私たちの奥深くにある自動的で統合された知性を呼び覚ますのだ。

だからこそ、プロのスポーツ選手の多くは、フル回転ではないのに非常に研ぎ澄まされた状態へと脳のギアを切り替えるのだろう。[38] たとえば、プロのレーサーはアマチュアのレーサーと比べ、タスクの実行に関連する脳の領域は使わないが、脳の領域どうしの情報の統合はアマチュアよりも優れている。[39] 同じく、プロのアーチェリー選手の脳の活動は、新米のアーチェリー選手と比べると広範囲にわたっておらず、意識的な脳の活動が抑えられていることがわかる。[40] 一流の卓球選手の場合も、集中をつかさどる脳の回路の活動が抑えられている。[41]

私たちは常に自分自身をコントロールしたいという欲求を持っている。なので、自発性に身を委ねるという行為は直感に反するかもしれない。自発性に身を委ねるには、深い自己認識と取り戻しがきくという確信が必要だ。

しかし、たった一晩でこの境地に到達できるわけではない。あなた自身で自発性を誘発することはムリでも、自発性に身を委ねる訓練を少しずつ積み、それに伴う不安や恐怖に慣れることとならできる。たとえば、週に1回、旧友に連絡してみる。近所の公園で見知らぬ道を散策してみる。できる仕事をあえて断ってみる。皮肉なことに、こうした〝訓練〟を積むうち、普段とはちがう物事にチャレンジするときのドキドキ感に怯えなくてすむようになる。訓練を積んだからといって生理的な反応（動悸）は収まらないだろうが、心臓がドキドキしても焦らないようになり、偉大なあなたへと一歩近づくことができるだろう。

目的意識を見つけるには、目的意識に心を集中させてはいけない。むしろ、積極的分離や自発性が持つ本質的な価値を理解し、理想のあなたについてときどき考えよう。また、理想の自己像を見つけたいという飽くなき好奇心や、不安、緊張、失敗を受け入れる心構えを持ち、あなたが熱狂できる物事に目を向けることも大事だ。こうした要因の一つひとつがあなたという人間をつくり替えるきっかけになるのだ。

「偽りの過去」にだまされるな
――経験・記憶を疑う

経験は情報になる。前に何かをした経験があるなら、次に同じことをもっと簡単にできるようになる。何か新しいことをしようとしている場合も、過去の似たような経験は参考になる。

しかし、過去の経験が落とし穴になることもある。2009年、経営コンサルタントのアンドリュー・キャンベルらは、優秀なリーダーが意思決定でミスを犯す理由について調べ、ふたりの主犯を突き止めた。[42] 過去の体験に誤って関連づけられた「感情」と、現在の状況に誤って適用された「過去のパターン」である。つまり、あなた自身の過去が足かせになることもあるのだ。

私たちの記憶はミラーハウスのようなものだ。私たちの脳は情報をランダムに肉づけし、〝記憶〟を勝手に創作してしまう。2006年、心理学者のチャド・ドッドソンとレイシー・クルーガーは、記憶ミスに関する実験でまさしくその事実を発見した。[43]

この実験の被験者たちは、強盗と警官の追跡シーンを収めた動画を視聴したあと、アンケートに回答した。アンケートの質問内容のなかには、実際の動画に含まれている内容もあれば、動画と関連はあるが動画自体には含まれていない内容もあった。たとえば、質問には警官が銃を撃ったとか、強盗が銃を持っていたとかいう内容が含まれていたが、どちらの出来事も動画のなかでは起きていなかった。

次に、研究者たちはどの出来事が動画内だけで起きたのか、アンケート内だけで起きたのか、その両方で起きたのか、あるいはどちらでも起きていないのかを思い出すよう指示した。その際、被験者を迷わせるため、アンケート内に書かれていることが動画内でも実際に起きたとはかぎらないと釘を刺した。

結果は？　17〜23歳の被験者は、回答に自信がないと答えた場合に記憶ミスを犯し、動画の情報とアンケートの情報を混同していた。たとえば、彼らはアンケートにはあったが動画内では起きていなかった銃撃があったと答えた。一方、60〜79歳の年配の被験者も記憶ミスを犯したが、彼らは回答に自信があると答えた場合に記憶ミスを犯す傾向にあった。いずれにしても、関連性のある新しい出来事によって過去の記憶が歪められたことにちがいはない。情報がごちゃ混ぜになってしまったわけだ。

私たちは情報を歪めるだけでなく、起きてもいない出来事を勝手につくり上げてしまうこともある。この「記憶の錯誤」と呼ばれる現象では、気分が記憶の内容に大きく影響を及ぼす。研究者たちはこの現象について調べるため、関連性のある単語リスト（看護師、病気、薬など）を見せ、あとで単語を思い出してもらう実験を行っている。[44]この際、あとで被験者に見せる単語のなかに、「医師」のような囮《おとり》の選択肢を紛れこませておく。

面白いことに、憂うつまでは行かない程度のネガティブな気分だと、「医師」が元のリストに含まれていないことを思い出すことができる。[45] これはネガティブな気分のひとつのメリットだ。しかし、ポジティブな気分だと、もともと見せられていない「医師」という単語を〝思い出す〟可能性が高くなる。ストレスだけでなく興奮も記憶を歪める場合があるということだ。

歪められるのは記憶だけではない。時系列も歪められる。2014年、心理学者のユーセフ・エジャットとライラ・ダヴァチは、私たちの時系列の記憶がいかにいい加減で不正確かを説明した。[46] 感情や記憶が邪魔をするせいで、私たちは1日のなかで見た人々の顔の時系列をたびたび覚えちがえてしまう。

早い話、記憶は当てにならないということだ。恋人との別れ、就職面接、人生の大きな転機について思い出そうとしているとき、記憶は壊れたコンパス程度の役割しか果たさないのかもしれない。

だとすれば、なぜ記憶にこだわる必要があるだろう？　むしろ、記憶をいじくり回し、別の可能性に手を出してみるべきだ。あなた自身の首尾一貫したストーリーをいったんほぐし、見直して、もういちど別の方法で組み立て直してみてほしい。遊び心を持って、あなた自身の人生の別のバージョンをみずからに語り直すのだ。もちろん、記憶は日々の活動で一定の役割を果たすが、記憶にこだわりすぎるのはよくない。

「論理」にこだわるな
――当たり前を疑う

論理も、記憶と同じく役立つものだが、人を惑わす。論理なしでは生きていけないが、過信は禁物だ。一流の思想家は、必然に見えるものを疑う。たとえ首尾一貫した論理が安心感を与えてくれるとしても、彼らは論理だけに頼ったりはしない。

たとえば、かつて医師たちは、胃の分泌する胃酸が胃の粘膜を浸食することで胃潰瘍が引き起こされると考えていた。また、辛いものを食べることで胃酸の分泌が増えるとも考えていた。このふたつの情報に基づき、医師たちは胃潰瘍の患者に辛い食べ物を控えるよう勧めていた。このアドバイスは、当時は筋が通っていた。辛くないものを食べると胃潰瘍のリスクが高まるなんて、誰が考えるだろう?

１９９５年、胃腸科医のカン・ジンヨンを筆頭とするシンガポールの研究者グループは、胃潰瘍を抱える１０３人の中国人患者たちに唐辛子の食習慣についてたずねた。[47] 胃潰瘍の患者と比べて、胃潰瘍を持たない人々のほうが毎月3倍も頻繁に、しかも3倍近く多く唐辛子を食べていた。この結果を見るかぎり、唐辛子には胃潰瘍から胃を守る効果があるようだ。

その後の研究で、唐辛子の有効成分であるカプサイシンが胃酸の分泌を抑制し、アルカリや粘液の分泌を刺激し、胃粘膜の血流を高めることで、胃潰瘍の予防と治癒を促すことがわかった。[48]また、カプサイシンは現在わかっている胃潰瘍の〝真〟の原因、つまりピロリ菌から胃を守る働きもある。

カン医師のような偉大な頭脳の持ち主は、当たり前に見えるものさえ疑い、みずからの直感をあれこれといじくり回してみる。必然とか当たり前という言葉を口にする人は、それを変えようとすることが面倒なだけなのかもしれない。偉大な人々はそれをわかっていて、たびたび立ち止まり、脳の集中を解き、物事を別の角度から見ようとする。

古い信念体系を変えようとしているとき、集中を用いて自分のバイアスを正当化しようとすると問題が起こる。２０１２年、脳研究者のマルティン・ミュルデルらは、人々がよりもっともらしく、かつ自分にとって利益の大きそうな選択肢を正しいと信じる傾向にあることを発見した。[49]その主犯は、脳の懐中電灯である前頭頭頂皮質だ。脳が集中モードになると、ひとつの論理の筋道だけに目が釘づけになってしまう。しかし、偉大な頭脳の持ち主たちはそれが罠であることを知っている。論理と真実はイコールではないからだ。

考えている最中、私たちはたびたび横着して近道をしてしまう。ステレオタイプはそうした近道の一例だ。意識的に用いられる正しいステレオタイプや、人々の評価ではなく特徴づけに用いられるステレオタイプは、便利なケースもある。しかし、たいていのステレオタイプは正しくないし、私たちの思考を硬直化させる。つまり、私たちの偉大さを大きく傷つけてしまう。

たとえば、年齢を例に取ろう。年齢とは何かと訊かれれば、ほとんどの人々は今まで生きてきた年数だと答えるだろう。が、1年とはなんだろう？ 地球が太陽のまわりを1周するのにかかる時間だ。遠い昔の誰かが、人体の年齢を太陽のまわりを回る地球の運動と関連づけたのだ。少しいい加減だと思わないだろうか？ つい最近まで、私たちはこの思考体系を受け入れていた。地球が太陽のまわりを回りつづけるのと同じように、人間も死ぬまで歳を重ねつづけていくのだろう、と。しかし、この人体と地球の運動との関係性は徐々に疑われはじめている。

地球は太陽のまわりを回りつづけているとはいえ、少なくとも見た目上は、美容整形やボトックス注射によって皮膚を若返らせることは可能だ。今ではさらに進んでいる。２０１１年、博士課程の研究者マリエラ・ハスケリオフらは、組織を若く保つ酵素を活性化させることで、マウスを若返らせることに成功した。[50] これは劇的な成果だ。老化のプロセスが逆行したのだ！ ２０１３年12月、デビッド・シンクレアらは、体内で自然に生成されるＮＡＤという物質が老化に伴うマウスの死を遅らせることを発見した。[51] 若いマウスの体内では、ＮＡＤが細胞を若く元気に保っている。しかし、加齢に伴ってＮＡＤは減少していく。

ところが、ある研究者は、ＮＡＤへと変換可能な物質をマウスに与えると、老化を逆行させられることを発見した。その結果は驚異的だった。人間でたとえれば、60歳の人の特定の細胞機能が20歳と同水準にまで向上したからだ。深い試行錯誤の末、シンクレアらは年齢に関する私たちの固定観念をいっそう破壊することができた。今では、人間に関する研究が進んでいる。ハーバード大学の有名な遺伝学者ジョージ・チャーチは、老化とは書き換え可能なひとつのプログラムにすぎないと説明している。[52] 近い将来、人体はいっそう時の経過に逆らえるようになるだろう。

しかし、遺伝子まで変えずとも老化の影響は変えられる。2015年、心理学の博士課程の学生ダニエラ・アイゼンバーグらは、ふたつの年配者グループを対象に調査を実施した。[53] 一方のグループは82歳になっても高い認知能力を保つことはできると信じていたが、もう一方のグループはその逆だと考えていた。実験の結果、老人になっても高い認知能力を保てると信じていた年配者は、否定的なバイアスを持つ人々と比べ、思考の柔軟性を試す課題をより効果的にこなすことができた。同じく2015年、博士課程の学生ディアドラ・ロバートソンらは、老いに対して否定的な考えを持つ人々は、歩き方が遅くなることを発見した。[54]

▼「逆ステレオタイプ」を想起する

明らかに、ステレオタイプは私たちの認識を変える力を持つ。しかし幸いにも、目隠しをはずし、脳を非集中モードに切り替えて自分の固定観念を疑いさえすれば、ステレオタイプはくつがえせるのだ。

2013年、心理学者のマウゴジャタ・ゴツウォフスカらは一連の実験を行い、ステレオタイプの逆を想像することで思考の柔軟性や創造性が全般的に向上するかどうかを確かめた。[55]その実験のひとつで、彼女らは被験者たちに女性の機械工（逆ステレオタイプ）と男性の機械工（ステレオタイプ）を表現する形容詞を挙げてもらった。次に、被験者にパスタの新しい名前を3つ考案してもらい、認知の柔軟性を確かめた。

最初に、被験者たちはパスタの名前の例を見せられた。それまでの実験では、被験者は例を見せられると、その例の文法構造（たとえば、「リングイーニ」ならイの段で終わる）と関連する名前を真っ先に思いついた。ところが、思考が柔軟な人々はその文法構造から離れた。ステレオタイプの逆を想像した被験者のほうが、思考が柔軟であることがわかったのだ。

もうひとつの実験では、逆ステレオタイプとステレオタイプをイメージする実験のあと、被験者たちにまず文章で、次に宣伝ポスターをスケッチして、大学のナイトクラブの斬新なイベントを発案してもらった。その後、創造性を測る標準的な尺度を用いて彼らのアイデアを評価した。ここでもやはり、ステレオタイプの逆を想像した被験者のほうが、思考が独創的だった。

偉大な人々はふつうの人々と比べて思考が柔らく独創的だ。そして、特定の枠組みにとらわれずに考える能力を持っている。その能力を鍛えるひとつの方法は、あなた自身の抱いているステレオタイプを振り返り（自信満々の男性、ヒステリックな女性など）、意識的にそのステレオタイプの逆を考えるというものだ。口に出してもいいし、書き出してもかまわない。その後、それとは無関係な問題を解いてみてほしい。斬新な答えが思い浮かぶかもしれない。

「答え」を求めない
——頭を常に柔らかく保つ

私たちは非集中の状態に逆らうことがある。頭が混乱するからだ。人間は本能的に集中し、思考を完結させようとする。科学用語でいえば、この欲求は「認知的閉鎖欲求」と呼ばれる。

1994年、心理学研究者のダニエル・ウェブスターとアリー・クルグランスキーは、認知的閉鎖欲求の高い人々の特徴として、「あいまいさを嫌う」「予測可能なものを好む」「秩序を好む」「決断が明確」「頑固」の5つを挙げた。[56] 一見すると、いずれもリーダーに求められるような合理的で冷静な特徴に思える。しかし、あらゆるものが常に変化している世界では、こうした特徴はプラスにならない。平凡への道となるのだ。

認知的閉鎖欲求が高い人は、認知的な矛盾が生じる課題が目の前に現れたとき、矛盾に適応するのが難しい。[57] 短期記憶や思考の制御領域など、脳の主要な領域どうしのつながりが悪くなり、脳の切り替え能力が阻害されてしまう。物事をきっちりと実行したいというこの欲求が、いざというときに心の柔軟性を阻害してしまう可能性があるのだ。

認知的閉鎖欲求を断ち切り、思考を柔らかくするには、認知的閉鎖欲求をあまり伴わない活動を行う時間を毎週設けるといいだろう。最終結果が絶対にわからないような活動はないだろうか？　たとえば、今まで歩いたことがない方向に15分だけ散歩をしてみるのもいい。そうすれば、道に迷ったとしてもすぐに引き返せる。また、現在のあなたの人生に直接関係なくてもいいから、興味のあるテーマをひとつ選び、徹底的に調べてメモを取るのもいい。この種の活動をすることで、あなたの脳は認知的閉鎖欲求の低い状態に慣れるだろう。そして、機敏で柔らかい頭をつくることができる。

脳の性質を念頭に置いて「想像」する

偉大な人々は偉大になろうと決意するだけではない。理想の自分を事細かに想像し、これぞというものが見つかるまで想像をいじくり回していく。想像に没頭するには、現実から集中を解く必要がある。目標を目指すのではなく、目標をつくる。目の前の道を歩むのではなく、想像のなかで道を造るのだ。

１９９５年、神経学者のマーク・ジャンヌローらは、イメージが脳に及ぼす影響について先駆的な研究を行った[58]。彼らは、動きを想像することで、脳内の重要な運動回路が実際に刺激されることを発見した。イメージが脳に準備体操をさせるわけだ。以降、数々の研究により、イメージが脳卒中で運動障害を負った人々の運動機能の回復を促すことが実証されてきた。使えなくなった手足を動かして（使って）いるところを想像するだけで、再び手足が動かせるようになったのだ。

そして2015年、脳研究者のパク・チャンヒョンらは、イメージが「行動する脳」を刺激することを証明した[59]。この領域は実際の動きにかかわっているため、より軽快な動きを取り戻したい年配者や、パフォーマンスを向上させたい若くて健康なアスリートなどの動きを改善する効果がある。

想像した瞬間に完璧なイメージがつくられるとはかぎらない。この場合、想像をいじくり回す必要がある。想像しているときの脳の様子を可視化するひとつの手法として、「ブレイン・コンピューター・インターフェイス（ＢＣＩ）」がある。ＢＣＩは、電極を通じて脳内の電気活動をコンピューターへと伝える。想像の内容を変えると、画面上の出力が変化するので、望みどおりの出力パターンが画面上に現れるまで、考える内容を修正していくことができる。どの出力パターンを目指すかは、何を成し遂げようとしているかによって異なる。

2015年、医師で神経生理学者のフロリアーナ・ピッチオーリらは、脳卒中で体に重度の障害を負った28人の患者を調べた[60]。患者はふたつのグループに分けられた。両グループとも運動イメージの訓練（手足を動かすところを想像する訓練）を受けたが、視覚的な補助ツール（ＢＣＩ）を利用したのは一方のグループだけだった。ＢＣＩを用いたグループは動きが大幅に改善した。コンピューターのフィードバックを見ながら微調整を繰り返し、イメージをいじくり回した人々ほど、脳卒中後の運動機能が改善したのだ。それと比べると、いじくり回しを行っていないグループはあまり改善しなかった。

研究所を訪れてＢＣＩを試す機会はまずないだろうが、何かをイメージするときは、なるべく具体的にイメージし、改良を繰り返していくといいだろう。イメージをいじくり回しているうちに、あなたの脳の生物学的機能は変わっていくはずだ。

つまり、動きを想像すると、実際にその動きをしているときと同じ脳の領域が刺激される。それでも体が動かないのは、想像が刺激として弱いからか、脳の別の領域がブレーキをかけるからだ。脳にゴーサインを与えれば、体は動きはじめるだろう。

だから、あなたが実現したい目標を象徴するようなイメージを１～３つ思い浮かべてみてほしい。たとえば、抜群の健康を手に入れたいなら、マラソン大会で完走する光景をイメージする。充実した恋愛生活を送りたいなら、好きな人の隣に横たわって満足している自分自身をイメージする。そして、お金持ちになりたいなら、応援している慈善団体に小切手を切る、母親に家を購入する、楽しいバカンスに出かけるなど、手に入れたお金でやりたいことをイメージしよう。

ただし、あなた自身が信じられる内容をイメージすることが大事だ。手に入るとは思えないほど巨額のお金など、あなた自身にとって明確な葛藤が生まれるような内容をイメージすると、目指すこと自体を無意識にあきらめてしまう危険がある。

▼「4つのイメージ」で自分を超える

最初からひとつのイメージに決める必要はない。これというものが見つかるまで、どんどんイメージを膨らませてみよう。イメージする際のコツは、次のとおりだ。

一人称または三人称でイメージする。 数々の脳イメージング研究で証明されているとおり、一人称によるイメージ（あなた自身が実際に何かをしているところを想像する）と三人称によるイメージ（あなた自身が何かをしているところを見ていると想像する）のどちらによっても、脳は強く刺激を受ける。[61]

一人称でイメージすると、あなたが実際にその場にいる気分になる。三人称でイメージするのと比べて鮮明だが、あまりにリアルすぎて不安を伴うケースもある。[62] なので、一人称でイメージすると不安なら、まずは三人称から始めるといいだろう（一人称の独り言がストレスを和らげるという話を思い出してほしい）。一人称と三人称を使い分け、同じ場面をさまざまな〝カメラ・アングル〟からとらえれば、なお効果的だ。

信じられるものをイメージする。 脳は困難または不可能だと考えているものをイメージするのに苦労する。たとえば、左の手のひらを90度回転させるところを想像してほしい。次に、300度回転させるところを想像してほしい。ひとつ目の光景はすぐにイメージできるが、ふたつ目の光景をイメージするのにはかなり時間がかかるだろう。[63]

すると、こう結論づけられる。何か目標（「15キロ痩せる」「恋愛する」「10万ドル稼ぐ」など）があるなら、脳ができると〝信じきる〟まで目標を調整していく必要があるだろう。たとえば「3キロ痩せる」「デートを成功させる」「今よりも2万ドル多く稼ぐ」ことをイメージするほうがラクかもしれない。あなたの信念に耳を傾けながら、最適な数値になるまで調整を続けてほしい。

目標を具体的にイメージする。2011年、心理学教授のベーベル・クネウパーは、果物の摂取量を増やしたいと考えている大学生を3つのグループに分けた[64]。ひとつ目のグループは果物を食べると決意し、ふたつ目のグループは特定の時刻に特定の果物を食べると決意した。3つ目のグループは特定の時刻に特定の果物を食べると決意しただけでなく、食べるところを想像した。

この実験の結果、食べるところを想像した3つ目のグループは、実際に果物を食べる率がずっと高かった。目標を決意するだけでなく具体的に想像することで、実現する確率が高まるのだ。だから、何か目標があるなら、なるべく具体的に想像するようにしよう。

HINT!

自信を向上させる意外なふたつのイメージ

偉大なあなたを目指すうえで役立つ5種類のイメージがある。「勝利」「形勢の逆転」「具体的な弱点の克服」「戦略の想像」「目標実現に対する興奮」だ。

2009年、運動学教授のクレイグ・ホールらは、345人のアスリートを対象に、正念場で自信を向上させるイメージのタイプについて調べた。[65] その結果、自信を向上させるイメージは「具体的な弱点の克服」と「形勢の逆転」の2種類だけであるとわかった。この2種類をイメージすれば、偉大なあなたを追求する自信が得られるだろう。

イメージの質を向上させる。一人称と三人称で目標を具体的にイメージし、実現できると信じ、自信を得たら、もういちどそのイメージを見直し、修正を加えよう。[66]

何かを想像するときは、五感を総動員するのがよい。[67] その場面で感じるであろうことを感じ、味や匂いまで想像してみてほしい。あらゆる手段を尽くして、なるべくリアルに思い描くことが大事だ。そうすれば、不安は和らぎ、自信が湧いてくる。

ストレスは想像する脳の活動を低下させるので、この五感を使う方法は特に効果的だ。マインドフルネス瞑想（心の集中を解く絶好の活動）もストレスを緩和し、イメージを膨らませる準備を整えてくれる。[68]

また、求めがいのある明確なイメージを描くことも重要だ。どんな色が見えるか？ そのイメージはあなたをどんな気分にさせるか？ それは3次元か？ こうしたことを考えあわせれば、イメージはより鮮明になり、脳が目標実現の計画を立てるための青写真として使えるようになる。

「タカの視点」を持つ

グーグルのエンジニアリング・ディレクターであるレイ・カーツワイルは、世界一有名な未来学者のひとりだ。彼はこれまでの未来予測のなんと86パーセントを的中させている。[69] 1999年に彼は、さまざまな形のパソコンが登場し、10年後には着用できるようになると予測した。[70] また、2009年までにポータブル・コンピューターが流行するとも予測した。2000年、彼は2010年までに超広帯域幅のワイヤレス・インターネット通信が常時利用できるようになると予測した。同年、彼はコンピューターが巨大なスーパーコンピューターや記憶装置を形成するワールド・ワイド・メッシュ（世界規模の網）を活用するようになると予測し、見事に的中させた。彼の予測はあらゆる面で正しかった。彼の未来予測の精度は驚異的だ。

現在、カーツワイルは検索エンジンがもうすぐ私たちに自発的なフィードバックを与えるようになると予測している。[71] たとえば、新しく開店するレストランを検索すると、その未来の検索エンジンは開店日を知らせ、メニューまで送信してくれる。もうひとつの脳のように機能するわけだ。さらに大胆なことに、彼は人間のDNAからつくられたナノボットが血流のなかを動き回り、クラウドと接続して私たちの脳から直接メールや写真を送信できるようになるとも予測した。[72]

カーツワイルの思考をよくよく調べてみると、彼が人間とマシンに関するきわめて専門的で複雑な知識を持っているとわかる。加えて、彼は未来をのぞきこみ、指数関数的な進歩が起きる転換点を想像する能力さえ持っている。脳が非集中モードになり、DMNの活動が高まると、周波数の低い脳波のリズムが発生し、さまざまな未来を想像できるようになる。[73] しかし、カーツワイルはどうやって脳を非集中モードに切り替え、こうした過激なアイデアを想像しているのか？ なぜ彼の予測はこれほどよく当たるのか？

理論物理学者で数学者のフリーマン・ダイソンは、ひとつの説明を提唱している。[74] 彼は自然科学者を2種類に分類する。複雑な自然の姿を上空からとらえる「タカ」タイプと、ややこしい細部のなかをうろちょろ歩き回る「カエル」タイプだ。カーツワイルは、ときどき脳の集中を解いて全体像をとらえるのが好きな「タカ」タイプといえる。そうすることで、遠い未来のさまざまな可能性を予測できるようになる。

タカになり、俯瞰的な疑問を掲げることで、偉大なあなたへと一歩近づくことができるだろう。といっても、空飛ぶドローンやナノボットの実現を予測する必要などない。あなた自身の人生について大きな疑問を掲げればいい。「今から半年後に私にとって最大のビジネスチャンスが訪れるとしたら、それはなんだろう？」

ジェフ・ベゾスが非集中の一環として実践しているのは、「後悔最小化フレームワーク」と彼が呼んでいる手法だ。[75] このフレームワークでは、次の3つの視点から自分の人生について考える。まず、あなたの人生を80歳まで延長させる。次に、80歳の自分に、大胆なアイデアを試しそこねて後悔していないかどうかをたずねる。そうしたら、その情熱を追求するために仕事、ボーナス、安定を投げ打ったら後悔するだろうかと今の自分にたずねる。この長期的な視点に立つだけで、あなたの頭のなかの「タカ」を目覚めさせることができるだろう。

あなたの脳は、非集中が活性化させるDMNの働きによって、時には水晶玉にもなりうる。[76] DMNはDMN内部のつながりはもちろん、パズルのピースを組みあわせて未来を予測する脳の領域とDMNとのつながりも活性化させる。完成した過去のパズルにいつまでもとらわれるのはやめて、未来のパズルのピースをいじくり回し、できあがった1枚1枚の絵を見ながら、納得できるものが見つかるまでピースを並べ替えてみてはどうだろう。

瞑想、マインドフルネスで非集中のスイッチを入れる

覚醒時のふつうの意識状態では、脳は論理的に考え、計画を立て、分析し、行動に移すという手続きを踏む。その際には、脳の資源のごく一部しか用いられない。しかし、より高いレベルの意識状態にある脳は、意思決定をつかさどり、脳のバイアスを取り除き、偉大なあなたを呼び覚ますのを妨げている障害物を心のなかから取り払う。この意識状態は「超越意識」と呼ばれ、私たちを惑わせる絶え間ない心のしゃべり声を静めるだけでなく、より効果的な思考の制御や意思決定を促す。[77]

超越意識には、「する」ではなく「ある」という心の状態が含まれる。この状態に達する方法はたくさんある。もっともよく研究されているのがマインドフルネス瞑想だろう。[78]この瞑想では、あなた自身の呼吸に意識を集中させ、心のしゃべり声を無視する。そして、意識が心のしゃべり声へと向きそうになるたびに呼吸へと意識を戻す。この訓練を積めば（1日2回、各20分間が一般的）、自己認識を深め、感情をコントロールし、あなた自身を巨大な宇宙の一部としてとらえられるようになるだろう。

また、「オープン・モニタリング」という手法を用いてマインドフルネス瞑想を実践することもできる。[79]この手法では、いっさいの判断や分析を加えることなく、すべての思考、感情、感覚をありのままに受け入れる。

マインドフルネス瞑想に加えて、マントラを使った超越瞑想[80]や気功瞑想なども、心理的なメリットが認められている。じっと座っていられない人もあきらめるのは早い。歩くタイプの瞑想もあるからだ。そして、長時間じっと座っていられない人は、インタラクティブな瞑想アプリ「ヘッドスペース」を試してみてほしい。[81]面白いことに、先述のライアン・シークレストがその出資者のひとりに名を連ねている。[82]

マントラや呼吸に集中する瞑想は、一種の過集中の状態だと誤解されることが多い。しかし、マントラや自分自身の呼吸に意識を集中させることで、脳がすばらしい非集中状態へと切り替わる。そして、この非集中状態のなかでこそ自己を超越できる。超越瞑想を行うと、自己意識の構築にかかわる頭頂葉という脳の領域の活動が低下する。[83]自己意識が断ち切られると、自己と他者の区別の感覚がかぎりなく小さくなる。

一方で、マインドフルネス瞑想を行うと、共感や社会的理解をつかさどる脳の領域が刺激される。[84] DMNと同様、この領域が刺激されると、周囲の人々とのつながりが強化され、自分がある社会的文脈のなかにどう収まるのか、その社会的文脈が自分の思考をどう特徴づけるのかが深く理解できるようになる。ADHDを抱える子どもでさえ、マインドフルネス瞑想を実践し、心のなかの無言のつぶやきではなく自分自身の呼吸に集中すると、注意力が向上することがわかっている。[85]

HINT!

3つの集中と注意の3本柱

集中から非集中に至る3つの段階を経ることで、超越状態へと近づくことができる。[86] 日常生活で、私たちは自分の仕事、雑事、子どもの世話、健康へと意識を集中させる。ただしそれができるのは、邪魔がいっさい入らず、目の前のことだけに専念できる状況だけだ。これが第1段階の極度の集中状態だ。

第2段階は、絶え間ない知覚の流れだ。この状態では、いっさいの雑念が取り除かれるだけでなく、あなた自身の欲求に惑わされないずっと深い集中状態へと移行する。あなたの注意力は一時的ではなく持続している。たとえば、ふつうの状態では、頭のなかである単語を5回唱えたところで心が別の方向へとさまよいだしてしまい、もういちど集中を取り戻す必要があるかもしれない。しかし、集中を会得すれば、単語をずっと唱えつづけても、心がさまようことはなくなるのだ。

第3段階では、あなたとあなたの集中している対象との境界が完全になくなる。あなたとあなたの集中しているモノや単語が一体化するのだ。たとえば今、私があなたに「机」の意味をたずねれば、あなたは「4本の脚と台を持つ物体」と答えるかもしれない。しかし、これではひとつの単語をいくつかの単語で言い換えたにすぎない。しかし、この超越状態では、机を見たときにその本質を体験し、机をまったく別の方法で表現することになるだろう。たとえば、常にかすかに振動し、結合状態を保ち、台の上に置かれた物質に重力に逆らうだけの位置エネルギーを与える原子の集まり、と表現するかもしれない。多くの科学的発見は、おそらくこうした心の状態のなかで生まれるのだろう。

この3つの意識状態が同時に発生すると、3種類の注意が脳の別々の回路に共存することになる。私はこれを「注意の3本柱」と呼んでいる。脳内のひとつ目の部屋では、スポットライトが照らされている。ふたつ目の部屋では、ダウンライトがオンになっている。そして3つ目の部屋では、窓から降りそそぐ光によって、内と外の区別がつかなくなっている。これが非集中の力なのだ!

瞑想の幅広い健康効果は、偉大なあなたを実現する大きな下支えになるだろう。[87] ストレスの緩和に加えて、瞑想には寿命を延ばす効果さえあるかもしれない。

２００９年、分子生物学者のエリザベス・ブラックバーンは、テロメアと呼ばれる染色体の「保護キャップ」を発見したとしてノーベル賞を受賞した[88]。

また、彼女はこのキャップを加齢の悪影響から保護するテロメラーゼという酵素も発見した。彼女の実施した初期の研究で、30人のボランティア・グループが３か月間の瞑想修行のため、コロラド州北部のシャンバラ・マウンテン・センターを訪れた[89]。その結果、彼らのテロメラーゼの活動が30パーセント増加したことがわかった。その後、数々の実験でこの発見が再現されている。瞑想を行えば、テロメアが加齢とともに切断されていくことはなくなり、長生きできるようになるのだ！

第６章のまとめ

自分を超えつづけるための３つのペルソナ

本章で紹介した原則は、すべて次の３つの基本的なペルソナのなかに含まれている。どれもおそらくあなたがすでに持ちあわせているペルソナばかりだ。

▼①内なる「探検家」――自分を信じ、歩みを止めない

偉大なあなたに到達するプロセスは山登りに似ていると言う人もいるだろう。確かにそうかもしれない。だが、その山はあなたの外側にあるわけではない。むしろ、霧を振り払ったあと、あなた自身の内側に姿を現わすものなのだ。その霧を振り払うためには、あなた自身の物語や記憶を見直し、あなたのさまざまな面を呼び覚まし、未来のイメージをあれこれといじくり回しながら築き上げていく必要がある。これはあなたという彫像を削り出していく工程にほかならない。そうして、偉大なあなたが文字どおり「浮き彫り」になるのだ。

長年の学校教育、社会的価値観の刷りこみ、若いころの挫折のせいで、偉大な人間になるなんて自分にはムリだと信じこんでいる人もいるだろう。しかし年齢にかかわらず、それはまちがいだと私は断言する。偉大さとはほんの一部の人の特権ではなくて誰のなかにも眠っている普遍的真理だ。私はセラピーやコーチングをするなかで、予想もしない人々が偉大な人間に生まれ変わるのを何度も何度も目撃してきた。

偉大な人間になれるかどうかは、ほかの誰の責任でもない、あなた自身の責任だ。この信念は決して妄想ではない。あなたは偉大なのだと知ってほしい。これは人生の理《ことわり》なのだ。何があろうとも太陽が輝き、潮が満ち引きするのと同じように、何があろうともあなたは偉大だと信じ、前に進むべきだ。疑念が湧いてきたら、疑念を疑おう。恐怖が湧いて

きたら、恐怖を疑おう。不信が湧いてきたら、不信を疑おう。でも絶対に、あなたの偉大さを疑ってはいけない。

むしろ、そんな考え自体にとらわれるのをやめるべきだ。時間を取ってランニングに出かける。あなたがリラックスして楽しめる活動にふける。空想を広げ、その空想をあなたの欲求や自発的な気づきと結びつけるすべを学べば、目標へと近づくことができるだろう。そういう意味では、偉大さを手に入れる旅は一種のライフスタイルなのだ。

▼② "SEO" の専門家――自尊心を最適化しつづける

「検索エンジン最適化（Search Engine Optimization、SEO）」とは、ページランクでなるべく上位に来るようウェブサイトのコンテンツを構成する方法のひとつだ。SEOに力を入れれば入れるほど、関連する単語の検索で上位に表示されるので、多くの人々にサイトを訪問してもらえる（アマゾンがこれほど成功したのもSEOのおかげだろう）。

しかし、もうひとつ別の種類のSEOとして、自尊心を高める「自尊心最適化（Self-Esteem Optimization、SEO）」がある。現状を維持することで自尊心を守る「自尊心維持（Self-Esteem Maintenance、SEM）」とは対照的に、SEOはあなたの人生を次の段階へと押し上げる。[90]

たとえば、ジェフ・ベゾスがウォール・ストリートの仕事を辞めたとき、彼の自尊心は揺らいだだろう。彼が自尊心を〝守ろう〟としていたら、自尊心維持のために道を引き返したかもしれない。代わりに、彼は自尊心の最適化を目指した。自分自身の欲求を認め、その欲求どおりに生きることを選んだのだ。自尊心をもっともうまく管理するには、SEMからSEOへとギアを切り替える必要がある。

時には、自分がSEMにはまりこんでいることに気づかないケースもある。たとえば、人生をシンプルにすれば大きな肩の荷が下り、人生を最適化している気分になるだろうが、実際にはハードルを下げてストレスをあまり感じなくてすむようにしているだけなのかもしれない。これは、セルフ・ハンディキャッピングにほかならない。だから、人生をシンプルにするかどうかで迷ったときは、むしろ「人生をもう一段階レベルアップできないだろうか?」と自問するべきだ。これこそ、SEOに必要な問いかけなのだ。ただし、脳の反発を覚悟しておかなければならない。

セラピーやコーチング・セッションで、私は人々にハードルを上げるよう勧める。もちろん、最初は反発を食らうことが多い。彼らは自分がSEMにこだわっていることに気づかず、てこでも動こうとしない。そして多くの場合、よくよく彼らの話を聞いてみると、SEMが上位目標、つまりほかのあらゆる目標よりも優先すべき目標になってしまっている。何も手を打たなければ、その上位目標がほかのすべての目標をゴールラインまで導くことになるだろう。

脳が「なぜ挑戦する意味がある?」と愚痴をこぼしたら、偉大なあなたから遠ざかっているサインだ。もういちど偉大なあなたを築き直す必要がある。

だから、SEMではなくSEOをあなたの上位目標にしよう。そのためには、自分との会話が役立つ。

何を成し遂げるにも代償を伴うということを認める。理想の自己像をイメージし、あなたの未来は現在の環境ではなくあなたの意志によってつくられることを知る。あなた自身の矛盾を掘り下げる。あなたを縛りつけている3つのステレオタイプを書き出し、具体的な行動でそのステレオタイプをひとつずつ打ち破る。たとえば、あなたが「クリエイティブな人間ではない」と思いこんでいるなら、1日15分間だけ落書きをし、月末に落書きを見返してみるといい。きっとあなたのお気に入りの作品が見つかり、言葉では説明できないパターンが浮かび上がるだろう。

SEMに着目すると、あなたが不健康な食生活、ジムをサボるクセ、社会経済的な階層、進展のない恋愛関係、つまらない生活に閉じこめられている理由が見えてくる。SEOに取り組むということは、自尊心をいったんバラバラにし、もういちど組み直すことだ。偉人たちは生涯を通じてSEOに取り組んでいるのだ。

こんな比喩を考えてほしい。筋トレをすると、いったん筋肉が破壊されてから修復されることで強くたくましくなっていく。同じように、正しい方法で自尊心を分解すれば、もういちど組み立て直し、前よりもいっそう強固にすることができる。ある意味、そのプロセスに身を委ねるわけだ。これこそ「積極的分離」だ。

▼③人生の「オリンピック選手」——その一瞬に身を委ねる

オリンピックで氷上をすべり回るフィギュアスケーターは、技術的な要素をこなすことに集中しつつも、いったん空中へと飛び上がったら無心になるしかない。多くの一流アスリートは、もっともプレッシャーのかかる勝負の場面で心を無にする能力が、歴史に名を残せるかどうかを決定づける重要な要因だと述べている。彼らはその一瞬に身を委ねるのだ。

というと禅ぽく聞こえるが、そんなことはない。多くの一流アスリートが思考を停止するすべについて話している。つまり、今まで練習してきたことに意識を集中させるストレスから、心を解放するのだ。たとえば、世界トップクラスの体操選手の脳は、一般の人々と比べてDMNのつながりがきわめて強い。[91] 集中が裏目に出る物事をするのが体操選手だということを考えれば、この事実は合点が行く。自分が上を向いているのか左を向いているのか、上がっているのか落ちているのかもわからないとしたら、それを問うこと自体がまちがっている。だとすれば、ピリピリと神経を張り詰めるよりも、自分を信じ、注意を保ち、状況に身を委ねるほうが賢明だ。

世界トップクラスのアスリートであれ、一流の事業戦略家であれ、偉大な自分を呼び覚まそうとしている一般の人々であれ、「身を委ねる」心の能力を身につけることは重要だ。論理、記憶、あなた自身の矛盾への戸惑いをかなぐり捨てるには、あなた自身の偉大さにまるまる身を委ねる必要がある。

鳥肌が立つような高音を出す歌手。赤ん坊を救出する消防士。華麗なドリブルからゴールを決めるサッカー選手。1等でゴールテープを切るランナー。彼らが偉大なのは、今という瞬間に身を委ねるすべを身につけているからだ。

波をコントロールするよりも、波に乗るほうがいいことも多い。何かをコントロールすることだけが高度な技術ではない。コントロールするのをあきらめる時と場合を理解することも高度な技術のひとつなのだ。

高みを目指すうえで最大のネックは、サーフボードの上に立ち上がるたび、波に足をさらわれる可能性があるという点だ。これが何度も続くと、波に乗ること自体をあきらめてしまうかもしれない。しかし、サーファーなら誰しも認めるとおり、サーフボードに立ちつづけていれば、いつかは波に乗れるようになる。時には波の荒い日もある。そんなときはさっさと店じまいをするだろうが、また必ず戻ってくる。これこそ積極的分離の実例だ。

あなた自身の心に寄り添う時間を取ろう。散歩でもなんでもいい。一流の人々ならみな、〝オン〟の時間と同じくらい〝オフ〟の時間が大切だと口を揃えるだろう。だから、ときどき、ぜひ目標を忘れる時間をつくってみてほしい。ただ今という瞬間に存在すればいい。

こういう話をすると、どうしても抽象的に聞こえてしまうのだが、私が言っていること

集中マインドセット	非集中マインドセットへの切り替え方
偉大になるためには一貫性が必要。	積極的分離を実践すれば人生を絶えずつくり直せる。
ウソをついてはいけない。	あなた自身の矛盾に身を委ね、受け入れる。
目的意識には目標が必要。	目的意識が自然と目標へと導いてくれる。自発的に目的意識を働かせよう。
いつでも注意を怠らない。	あなたの自発性に身を委ねる。
現実と向きあう。	あなたの想像力で現実を変えていく。

はシンプルだ。ただ、目標を忘れる時間をつくればいい。目標から集中を解くのだ。そうすれば、今年じゅうに目標金額を貯めたり昇進したりしなくてもいいと思うかもしれないし、やっぱりそうしたいと思うかもしれない。

いずれにしても、目標に集中したり集中を解いたりすれば、目標との一体感が高まる。目標に集中しつづけるだけでは、あなたに非集中の魔法は働かないのだ。

▼自分を超えつづける！「非集中マインドセット」のコツ

ある意味、本書は全体を通して偉大なあなたを手に入れる方法について記したものだ。水平的葛藤を解消し、1段階上のあなたになり、記憶の檻から抜け出し、現実性にとらわれない未来を築くためにも、ぜひ前ページの表にまとめた非集中力を身につけてほしい。

結論

――「非集中」がよりよい人生をもたらす

私たちの業界では、多様な経験をしている人が少ない。だから、多くの人は結びつけるべき点を十分に持ちあわせておらず、幅広い視野に欠けた非常に直線的な問題の解決策しか思いつくことができない。人間的な経験に対する理解が幅広い人ほど、より優れたデザインをすることができるのだ。

――スティーブ・ジョブズ

こなんに　おしかな　ぶょんしう　が　よるんなめて　しなじられんい。びっくりしただろうか？　めちゃくちゃな並びの単語が意外にもすんなりと理解できたのではないかと思う。心理学者のグラハム・ローリンソンによると、単語の最初と最後の文字さえ正しければ、脳は残りの文字を自動的に解読し、単語を正しくつづるという[1]。

もちろん注意点や例外はあるが、この事実は本書の基本的な信条のひとつを物語っている。目の前の出来事を理解するのに、脳は一つひとつ筋道を立て順番どおりに着目していく必要はない。文脈や概念どうしの結びつきだけでも、物事を理解するのには十分な場合もあるのだ。

それは本書で紹介してきた情報、アドバイス、戦略も同じだ。あなたにとって興味のある内容、ピンと来る内容だけをかいつまんで取り入れ、また人生で行き詰まったら残りの内容を参照するのでもかまわない。むしろ、そうすることをお勧めする。とはいえ、いじくり回しの精神の基本原則が1か所にまとめられていれば、ほとんどの人にとっては便利だと思う。

あなたがよりよい人生を送りたいと考えている個人であれ、社員のやる気を引き出して利益を向上させたいと考えている企業のリーダーであれ、ここで紹介する包括的な基本原則をぜひ指針にしてほしい。集中と非集中のあいだをさまよい、道に迷ったときは、この基本原則が、変化を実践しようと思った本来の理由を思い出させてくれるだろう。そして、認知のリズムをリセットすることができるはずだ。

「自分を許すクセ」をつける

本書のキーワードのひとつに「試行錯誤」がある。失敗した自分を許すことができないと、人生で何も試行錯誤しようと思わなくなる。その言葉どおり、試行錯誤には錯誤がつきものだ。そして失敗したとき、穴から這い出て前に進みつづけることが大切だ。

いじくり回しをしているとき、あなたは心の旅人であり、試食人であり、ダンサーでもある。旅人のあなたは、行く先々で新しい発見をするだろうが、ときどき道に迷う。試食人のあなたは、不快な体験をいつでも中止する特権を持つが、味見できる体験の種類の多さに戸惑ってしまうこともある。ダンサーのあなたは、まわりの人々と一緒に踊ることを楽しめるが、ときどき自分を見失ってしまうかもしれない。

どのあなたにとっても、失敗はあなた自身の思考や行動を見直すきっかけになる。運転中に進入禁止の標識を見るたび、それ以上の旅をあきらめて、その道を通ってきたことをいつまでもくよくよ後悔しつづけたらどうなるだろう？　あるいは、運転しながらずっと自分を責めつづけたら？　そう遠くまで気分よく旅を続けることなどできないはずだ。

ある意味、毎日をだらだらと過ごすのは、少なくとも無意識のレベルでいえば人間らしい行動だ。人間の動機づけについて研究する精神分析学者たちの指摘によると、私たちは罪悪感のなかで暮らすことにより、本気で生きないことを無意識に正当化するのだという。死へと向かう必然の行進に逆らうため、その場に立ち止まることを選ぶわけだ。[2]が、この戦略はうまくいかない。いずれにしても死はやってくるからだ。それなら、進路を修正し、もっと生き生きと前に進むすべを学んではどうだろう？

自分を許すのは、もういちど人生に活力を取り戻すプロセスの一部だ。[3]確かにまちがえることもあるし、失敗を犯すこともある。自分の行動を後悔することさえあるだろう。しかし、新しい何かを発見し、過去のトラウマの再現を断ち切るためには、前に進むよりない。いじくり回しを行えば、前に進みながらあなたの人生について考えられる。

自分を許すというのは、単に失敗を無視することではない。私は完璧な人間ではない、そもそも完璧を目指してつくられたわけではない、という深い気づきや受容の精神を持つことだ。たとえ完璧でなくても、あなたの人生はすばらしいし、美しいし、偉大だ。いじくり回しの精神を持つ人にとって、失敗は停止の標識ではなく、迂回の標識にすぎない。あなた自身を責めるのではなく、可能性に目を向ければ、遠回りが報われることもある。可能性マインドセットがあなたをゴールへと導いてくれるのだ。

薬理学の世界から、ふたつの例をご紹介しよう。ミノキシジルという薬は高血圧の治療用に開発されたが、偶然にも発毛を促す効果があった。[4] この副作用がほかの症状にとってむしろ望ましいことかもしれないと気づいた科学者たちは、ミノキシジルを男性型脱毛症の局所適用製剤として開発した。また、一般的な抗凝固薬であるワルファリンは、もともと出血を促してネズミを駆除するために使われていたが、科学者たちはこの反応を寿命の延長に活かせると気づいた。こうして、人間の危険な血栓を溶かす抗凝固薬へと生まれ変わった。[5]

集中モードの脳にとって、副作用はその言葉どおりのもの、つまり副作用でしかない。しかし、非集中モードの脳は、**「目に見える部分をいったん忘れたら、この副作用にはどんなメリットがあるだろう?」**と問いかける。うまく扱うことさえできれば、葛藤は脳の機能を向上させ、失敗は方向転換のきっかけになる。[6] アインシュタインが述べたとおり、いちども失敗したことがない人は、いちども新しい物事に挑戦したことがない人にすぎないのだ。

20年以上、脳の研究を続けてきて、私は人間の脳がそもそも「面白おかしい配線」になっていると確信している。人間の経験は豊かであると同時に、不条理にも満ちている。なぜ愛はこれほどの苦しみを伴うのか？　なぜ努力は必ずしも報われないのか？　なぜ私たちは互いに心を通わせ、助けあう代わりに、互いのちがいにばかり目を向け、時にはそのちがいをめぐって争いあうことでしか、自分の存在価値を見出せないのか？

人生において避けては通れないこれらの矛盾に、私たちは驚くほど戸惑う。だからこそ、私たちは人間として謙虚になれるし、答えを探すとき、私たちの脳の配線が欠陥だらけであることを認め、多面的な自己に目を向けるべきなのだ。自分の組織能力を経営にも活かせることに気づく母親。自分の経営スキルを家の切り盛りにも活かせることに気づく経営者。こういう人たちこそが、好奇心を発揮し、真に自由になることのできる理想の世界へと、目的意識を持って自分自身やまわりの人々を導く。そしてそこで、偉大な自分を見つけるのだ。

ひとたび「集中」という名の魔の手から逃れたなら、過去の失敗にとらわれるのはやめ、あなた自身の独創性を見つけて発揮することへと時間を費やしてほしい。

「人生の重荷」を手放して身軽になる

ヘリウム風船を持っていて、ひもを握ったまま風船を手放したときの喜びを味わったことがあるなら、うっかりひもごと手放してしまい、風船が飛んでいったときのちょっとしたパニックも経験したことがあるだろう。風船が自分のコントロールのもとで空中に浮かぶのと、当てもなくふらふらとただようのでは大ちがいだ。

人間は自由を強く求めるものだが、ほとんどの人は自由に目を向けていない。そして、いざ自由が手に入ると、命綱なしでただよっている気分になる。しかし、本書で身につけたいじくり回しの道具さえあれば、そんな不安もなくなるはずだ。認知のリズムをオンにし、あなたの人生を築き直していけば、DMNという名のタコが輝きだし、やがて新しい人生のシナリオを完成へと導いてくれるだろう。

人生は重みを伴うが、その一方で私たちは自分がふらふらと放浪してしまわないよう、人生に重みを求める。自由で幸せな人生を送りたいと口では言いつつ、どっしりと地に足を着けたいとも願っている。それが思慮深さという意味の安定なら問題ない。しかし、ドックに引き揚げられた船や外出を禁止された子どものような意味での安定なら、決して望ましいとはいえない。

もちろん、スケジュールを立てたり、家族、友人、安定した仕事を得たりすることにはメリットがある。こうした要素はあなたに深い生きがいや安心をもたらすが、それが無意識の足かせになる場合もある。デンマークの哲学者セーレン・キェルケゴールが主張したとおり、私たちは自由や可能性がありすぎると不安になる[7]。この彼のいう「自由の眩暈《めまい》」は、それまで以上に何かに傾倒し、現在の資産や環境にしがみつこうとするリバウンド反応を引き起こす。その点、いじくり回しはずっと効果的な選択肢だ。いじくり回しを活かせば、もうひとつ上のレベルの安心へとたどり着ける。根は真面目な人でも、少し気楽な気分で教訓を得るすべが身につく。

水に体を預けると、水面に体を浮かせないかぎり泳ぐことはできないのと同じように、自由の持つ身軽さに身を委ねないかぎり、本当の意味での自由は手に入らない。重りが重荷になる前に、過剰な重りを解くべきだ。あなたはその選択肢を持っている。

選択の自由に関しては、2とおりの議論があるようだ。人間に自由意志はないと主張する人々もいる。しかし、本書で紹介した登場人物たちは明らかにそんな問題は抱えていない。彼らはむしろ、人間には自由意志がある、行き先や行動を選ぶ能力があると信じてやまない。彼らにとっては、そうでないと考えるほうがナンセンスなのだ。

しかし現実には、選択の自由は程度の問題であり、選択の対象によって自由が大きかったり小さかったりする。たとえば、親は選べない。でも、親との接し方ならあなた自身で選べる。自分には選択肢があると信じるだけで、脳は旅を始め、いじくり回しを行い、成長していくための活力を得る。そして、たとえ脳がストレスでぐったりしたとしても、もういちど脳のバネをしゃきんとさせることができるようになる。[8]

脳の非集中回路は、環境上の制約から抜け出し、解決策を導き出すあなた自身の独創性を呼び覚ますうえで大きな役割を果たす。[9] 本書で紹介したいじくり回し、落書き、試行錯誤を活かせば、物事への理解は少しずつ高まっていく。そして、自由への恐怖も和らぐことだろう。

「積み重ねの人生」を送る

本書で紹介した人物たちはみな、可能性マインドセットと純粋な意志力で目標に到達したようにも見える。確かにそうなのだが、それは部分的（相対的）な真実にすぎない。彼ら全員が、道中で苦労、疑念、失敗も経験しているからだ。こうした逆境が彼らをいっそう奮起させた可能性もあるのだ。

あなたが真実だと考えているものの大半は部分的な真実にすぎない。絶対の真実などほとんどない。無償の愛、完璧なモチベーション、最高の自分。どれもふつうは相対的な概念だ。「部分的な真実」というと聞き慣れない不可解な言葉のように感じるかもしれないが、実際にはこのタイプの真実のほうがふつうだ。いじくり回しを行うときは、部分的な真実を受け入れることが鍵になる。部分的な真実は、きわめて信憑性の高い模範的な指針として、あなたを偉大な自己像へと導いてくれるからだ。

今や、コンピューターにさえ部分的な真実がプログラミングされている。人工知能の開発にイエスかノーかに基づく二値論理を用いる代わりに、「ファジー論理」がますます使われるようになっている。ファジー論理は真実性の度合いに基づく論理なので、こちらのほうが脳の仕組みに近い。[10] ファジー論理を搭載したコンピューターは、脳と同じく、おおむね正しい情報を集約し、この近似を用いてより正確な答えを導き出す。

本章の冒頭で紹介しためちゃくちゃな並びの文字のように、一つひとつの事実に着目する必要はない。むしろ、あなたの考えのおもむくままに考え、前に進めばいい。それがいじくり回しの精神だ。

「はじめに」で紹介したキャリー・マリス博士は、ファジー思考が報われた見本だ。彼の研究仲間によれば、ポリメラーゼ連鎖反応を発見する過程で、彼は入念に管理された実験は行わなかったという。むしろ、ポリメラーゼ連鎖反応の発見に至るまでの研究成果はかなり疑わしく不完全なものばかりだった。[11] 事実、彼の研究仲間のひとりいわく、彼は「いじくり回しや試行錯誤の名手」であり、「何かをいじったり試したりするのが大好きで、まわりの人にムリだと言われても気にしない」タイプだったらしい。[12] 可能性マインドセットを糧にして、部分的な真実をひとつずつ積み重ねていくたび、時にまったく新しい方向性が見えてくる。それが最終的な気づきへとつながるのだ。

マリス博士は実験を繰り返し、階段をのぼるように一歩ずつ明確な成果を積み上げていったわけではないが、それでもノーベル化学賞を受賞した。これはほとんどの重大な発見に当てはまる性質だ。いじくり回しによって部分的な真実が蓄積していき、あるところでしきい値を上回るのだ。人間の脳はあとから点と点を結び、過去の出来事を修正するようにできている。そのため、振り返ってみればすべての事実が理路整然と連なっているように見える。こうして、偽りの記憶がつくられる。

いじくり回しを行うなら、ファジー論理や部分的な真実に恐れをなしてはいけない。部分的な真実をいじくり回すことで、脳がそうした真実の内部や真実と真実のあいだにあるギャップを埋めようとしつづける。すると、パッと人生の道が開ける可能性が高まるのだ。

脳の「複雑さ」をあえて受け入れる

単純な意図は理解しやすい。散歩に行きたい？　ならスニーカーを履いて散歩に出かければいい。お腹が空いている？　なら何か料理をつくって夕食をとればいい。単純な行動に必要なのは「単純な認知」だけだ。あなた自身の意図を明確にして行動するのは難しくない。しかし、幸せになる、金持ちになる、偉大になるといった複雑な目標の場合、単純な意図だけでは不十分だ。[13] こうした目標やそこへ至る道筋はあいまいなことが多い。そして、自分でははっきりとわかっているつもりでも、実はわかっていないことのほうがふつうだ。

何より、脳内の行動中枢とはちがって、私たちの意図を一手につかさどる中枢や回路に当たるものは存在しないことが数々の研究で実証されている。[14] 話す、引き算をする、手を動かすといった行動の意図に応じて、脳の別々の回路が活性化するのだ。

「意図」は単一の機能というよりも、記憶、アイデア、感情、思考が連携することによって生じる行動の原動力といえる。これらを考慮した結果、私にはムリだ、できそうもないと考えてしまったら、どれだけ努力しても永遠に成功には手が届かない。[15] まずは、記憶、アイデア、感情、思考といった要素を連携させ、意図を形づくるべきだ。非集中はきっとその役に立つだろう。

また、脳は意識的に行動を意図するずっと前から、行動を促す場合もある。[16] あなたが行動を意図した時点で、脳はすでにあなたがそういう意図を持つよう誘導している。あなたが行動するのは、必ずしも行動すると決意したからではない。むしろ、無意識のデータが十分に蓄積したことで、意識的な意図とは無関係にその行動が誘発されたのだ。

この脳の複雑さを理解すれば、人は我慢強くなれる。ひとつずつゆっくりとあなた自身のさまざまな側面を呼び覚まし、脳内に〝あなた〟のイメージが十分にできあがるまで待てるようになる。[17] あなたの〝自己〟を構成する要素が十分に集まったとき、行動するモチベーションが湧いてくる。あなた自身の欲求を強化するだけではなく、あなたのさまざまな属性を融合させることが必要だ。別の言い方をすれば、あなた自身が参加していなければ、あなたが人生というゲームで勝つことはありえない。自分自身のもっとも重要な属性を置き去りにして日々の生活を送っている人のなんと多いことだろう。

複雑な認知のもっとも興味深い側面のひとつは、〝意識〟というものが実際の脳の回路の相互作用だけで生じるわけではないかもしれないという事実だ。目に見えない磁力が関与している可能性があるのだ。

意識が電磁気的な性質のものであると考える根拠は数多くある。2016年、生物物理学者のアブラハム・R・リボフは、脳細胞は細胞膜全体にわたって電気を発生させ、周囲に磁場を生じさせることができると指摘した。[18] また、ヘモグロビンも磁気を帯びており、脳の回路を流れるとき、この電磁効果に寄与する可能性がある。

こうした力は目に見えないが、脳に大きな影響を及ぼす。たとえば、磁場自体は目に見えないが、磁石を冷蔵庫の扉に近づければ、一瞬で磁場が働いていることがわかるだろう。あなたの脳の電磁場は、マインドフルネス瞑想（まずは「集中」から入り、次に「非集中」の状態へと進む）などのような、脳を非集中モードに切り替える手法を使えば変化させることができる。

心の限界を「跳躍」する

二重スリット実験は、電子（あなたの脳内にもある微小な〝粒子〟）の挙動を裏づけた実験としてよく知られている。[19] この実験を理解するため、テニスボールがちょうど通過できる大きさのふたつの穴が空いている板が目の前にあるとしよう。この板の後ろにはスクリーンがあり、穴を通るようにボールを投げると、ボールがスクリーンにぶつかるようになっている。ここで、穴をまっすぐに通るようテニスボールを投げたらどうなるだろうか？穴の真後ろにボールが当たるだろう。ところが、テニスボールの代わりに電子を用いる二重スリット実験では、別の現象が起こる。

スリット（切れ目）の真後ろに電子が当たるのが見える代わりに、スクリーン全体に縞模様が形成されるような形で電子がスクリーンに〝当たる〟のが見える。電子が当たる場所の範囲は、配置された穴よりもはるかに広いことがわかる。

この事実について長年熟考を重ねた結果、科学者たちはスリットを通過した電子が波となり、スクリーンまで伝わると推測した。この波というのは、両手にひとつずつ持った石を池の上から同時に落としたときに見られる同心円状の波紋に似ている。池に落ちた石が外側へと広がる円をつくり出すのと同じように、ふたつのスリットを通過する電子ビームはスクリーンに向かって動く同心円をつくり出す。このふたつの同心円はスクリーンに近づくにつれて大きくなり、ある時点で互いに干渉しあう。そして、スクリーンに近づくにつれて干渉は激しくなっていく。

スクリーン上の縞模様は波どうしが干渉した場所に対応している。あちこちで干渉が起きているため、スクリーン上には何本もの縞が描かれる。ところが、話はここからいっそう不思議さを増していく。

スリットを通過する電子を観測する装置を設置すると（これは「集中」に相当）、電子は波のように振る舞うのをやめ、テニスボールと同じ粒子として振る舞う。スリットのちょうど真後ろのスクリーン上にしか模様が見えなくなるのだ。装置をオフにすると（「非集中」に相当）、電子は再び波のように振る舞いはじめ、縞模様が見える。また、装置を入口とスクリーンのあいだに設置した場合も、設置したラインを横切ったとたんに同様の振る舞いを見せる。観測装置がオンなら粒子、オフなら波として振る舞うのだ。

まるで電子が観察されているのを〝自覚〟しているかのようだ。その後、さらに奇妙なことに、観測装置を非常に遠い場所に隠し、電子が〝察知〟する間もないくらい短い時間だけ装置を登場させたところ、93パーセントの確率で観測中に粒子として振る舞うことが実証された[20]。この現象が起こる仕組みは依然として謎に包まれている。

現在では、この現象が量子力学の根幹にかかわることが知られている。もちろん、電子のような微小な粒子の挙動をつかさどる原理を人間のような巨大な物体にそのまま当てはめることはできないこともわかっている。それでも、あなたが電子でできていて、あなたの脳を構成する粒子そのものが観測されていないあいだに姿を変えるかもしれないと理解しておくだけでも、いったん立ち止まり、非集中の力や未知のものへの深い畏敬の念を抱く十分な理由になる。

自己不信を抑圧するよりも、脳の不思議を受け入れ、可能性マインドセット、直感、自発性に身を委ね、心の重心に耳を傾けるほうがはるかにうまくいく。そうすれば、成功の証拠（または証拠がないこと）ばかりに注目するのをやめ、未来の架空のシナリオを思い描き、頭のなかでシミュレーションすることができる。謎めいた道を突き進んでいく勇気さえあれば、もう執着によってあなた自身の可能性を狭めることも、消耗することもないのだ。

集中モードの脳は、意識的で、直線的で、目標志向で、目的が明確で、多産的で、合理的な思考を特徴とする。もちろん、集中的な思考はなくてはならないものだ。しかしそれだけでは、飛躍的な前進を成し遂げるには悲しいくらい不十分だ。集中に非集中を組みあわせてこそ、集中力の担当する分野の外で無意識の処理速度を活かし、集中で疲れ切った脳を元気にし、集中モードの脳ではアクセスできない隠れた記憶を呼び覚ますことができる。そうすれば、いつ飛躍的な前進が訪れても不思議ではない。あなたの人生が突然、大きく、そしてたいていは思ってもみない形で改善するのだ。

いじくり回しをしている脳は、常にこの飛躍的な前進を遂げる絶好のタイミングをうかがっている。集中する脳だけが息づく神聖な場所を離れ、計画された人生だけでなく、シミュレーションや想像のなかにある人生も送る機会を探している。その人生は脳の最前列やど真ん中にあるわけではないとしても、脳の片隅にちゃんと眠っている。ひとつ小さないじくり回しをするたび、ひとつ小さな試行錯誤をするたび、恐怖にとらわれていては決して成し遂げられない飛躍的な前進へと近づいていくのだ。

「脳のインターネット」を意識する

私たちの脳がすべてつながっているというのは生物学的な現実だ。[21] 頭蓋骨には穴があり（目、耳、鼻、口、皮膚でふさがっている）、そのなかに脳が収められている。文字どおり、脳は世界に対して開かれているのだ！ 人間の頭は海にぽつんと浮かんでいるブイではなく、見えない糸でつながっているビーズの集まりに近い。複数の別々の脳がこの糸によって結ばれているだけでなく、人間の脳が「普遍的意識」と呼ばれる1本の巨大な鎖の一部だという可能性を示す証拠も数多くある。

この普遍的意識が〝見え〟ないからといって、存在しないと決めつけるのは早計だ。たとえば、私たちは目で周囲の世界を確実にとらえられると信じているが、すべての人の目には文字どおりの盲点があり、何かを完全に見落としてしまう可能性もある。[22] また、周波数1万7400ヘルツの音は10代の若者にしか聞こえないので、あなたが大人なら聞こえない可能性が高い。[23] 味覚、触覚、嗅覚にも同じ制約が当てはまる。この世界はあなたの五感では処理しきれない情報で満ちている。ミラー・ニューロンは私たちがすぐにつながりあえるひとつの証拠だ。あなたと一緒にいる私の動き、意図、感情をまるでミラーのように〝映し出す〟と、あなたの頭のなかにあるこの脳の回路がオンになる。

つまり、あなたの脳はそうしようと努力しなくても、私の脳のなかの出来事を思い描くことができる。[24] なんらかの方法で、あなたと私のあいだにある何かがこの情報を〝伝えて〟いるわけだ。それを空気と呼ぶのか、電波と呼ぶのか、なんと呼ぶのかは別として、現にあなたと私を結ぶ通信ラインは開いているし、その通信は瞬時に行われる。

フィギュアスケーターがジャンプするのを見ると、爽快な気分になるのは、まるであなた自身が同じ動きをしているかのような反応を脳が示すからだ。しかし、実際に体が動きだすほど強い反応ではないか、動きが抑制されているため、ソファから飛び上がってしまうことはない。悪意を持つ人と話すと、あなたの脳のミラーはこの悪意を映し出す。誘い笑いも同様。あなたのミラー・ニューロンがあなた自身の脳のなかで相手の意図や感情を反射的に映し出すのだ。

驚くべきことに、脳どうしが通信しあうためには相手と一緒にいる必要すらない。インターネットも思考どうしを結びつけることができる。2014年、精神医学者のカルレス・グラウらが行った実験で、インドにいる人がhola（スペイン語のこんにちは）やciao（イタリア語のこんにちは）という単語を思い浮かべると、口に出したり観察されたり文字にしたりしなくても、インターネット回線を通じてフランスにいる人々にこの単語を伝えられることが証明された。[25] どういうことか？　思考は電気なのだ。そしてインターネットを使えば、この電気を遠距離まで通信できる。

私たちはお互いの脳を自動的に同期させることもできる。2015年、心理学者のユリア・ゴーランドらは、映画を一緒に観ている人々の脳波が同期することを証明した。[26] 脳波が同期すればするほど、お互いの感情状態の結びつきは強くなる。意図的に心を通わせようとしなくても、同じ物理的空間にいるだけでお互いの生理機能が同期するのだ。

こうしたことから、私たちのあいだにはなんらかの〝通信ライン〟、つまり私たちの脳どうしを結ぶ〝インターネット〟が存在するとわかる。

第2章の「併合的思考」と「分割的思考」の話を思い出してほしい。あなたにとって、世界は無数のモノの集まりに見えるだろうか？　それともつながりに見えるだろうか？　世界が無数のモノの集まりに見えるとしても、その認識をいったん脇に置けば、世界が無数のモノのつながり、ひとつの巨大で組織的な宇宙に見えてくる。偉大な人々の脳は時に世界をモノの集まりと見たり、時につながりと見たりして、集中と非集中のスイッチを切り替えることができる。このふたつのあいだを自在に行き来できるのだ。

周囲の世界を別個のモノの集まりとしてとらえる人間の傾向は、幼年期までさかのぼる。このころ、私たちの脳は自分自身と他者を区別する能力を身につける。子どもは初めて周囲のモノ（誰かの親指など）をつかむとき、「自己」と「他者」の区別を初めて体験する。正常な発達を遂げている人の場合、この体験を主につかさどるのが頭頂皮質にあるニューロンだ。[27] そして、成長していくにつれ、人間は世界を自分自身の外部にあるモノの集合としてとらえつづけ、それが石に刻まれた人生の真理なのだと考えるようになる。それは誤りだ。瞑想でその認識が変わることを思い出してほしい。

意識を集中させるだけでは、この〝モノのインターネット〟のなかにあるつながりは見えてこない。どれだけ一所懸命にその兆候を探したとしても、見えはしないだろう。だからこそ、認識不能なものを〝見る〟ための手法が必要だ。このつながりが見えるようになるには、脳を非集中モードに切り替える必要があるのだ。

世界がつながっているととらえることには、ほかにも数々のメリットがある。特に、新しいマインドセットを養うという点で大きな価値がある。飛行機、電話、インターネットは、発明者が世界じゅうの人々を結びつけられると少しでも信じなければ発明されなかっただろう。また、世界がつながっていると考えれば、差別などの社会的問題も解決しやすくなる。男性と女性は本質的に異なるという価値観は、男女双方に対して誤った議論や不公平をたびたびもたらしてきた。男性と女性を人間としてひとくくりにとらえれば、私たちが思うより男女には共通点が多いことに気づく。そして、親身になってお互いのことを考えられるのだ。

脳の力で「進化のスピード」を超える

ずっと昔、進化生物学者たちは人間の体が長い時間をかけて進化してきたことに気づいた。[28] 何かが不必要になると、人体はその機能を捨て去る。そして、新しい能力が必要になると、人体は大急ぎでその機能を養おうとする。非集中とは、ルネサンスの栄光を取り戻し、絶えず変化しつづける世界の要求に応えるために進化してきた比較的新しい脳の習慣だと私は信じている。いわば現代版ルネサンスだ。

とはいっても、脳は新しく明確な機能を突然つくれるわけではない。脳はいじくり回しを通じて進歩を繰り返していく。進化が私たちの脳をいじくり回し、人間に非集中の能力を与えてくれるのなら、私たちはこの能力を最大限に活かすすべを学ぶ必要がある。

しかし、多くの面で、私たちは進化を上回るスピードで変化していっている。そして、絶えず変化する私たちの世界に進化が追いつくのを待っている余裕などない。むしろ、進化をうまく操る必要がある。私たちは生存本能が恐怖に油をそそぎ、私たちからチャンスを奪い取っているにすぎないことを理解しなければならない。この生存本能を疑ってかかるには可能性マインドセットが必要だ。そして、認知のリズムを上手に切り替え、世界の幅広い可能性を理解する心構えも必要になる。

このマインドセットの転換を行うには、いじくり回しを進化に代わる手段にするよりない。ぜひみなさんも、次の「いじくり回し宣言」を胸に誓い、全力で、効率よく、そして情熱的に、誰もが持つこの新たな潜在能力を発揮してほしい。

いじくり回し宣言《マニフェスト》

- ☑ 私は自分自身に寛容になります。
- ☑ 私は心の重りを解き、身軽に生きていきます。
- ☑ 私はファジーな世界で喜んで力を尽くします。
- ☑ 私は脳の複雑さを受け入れます。
- ☑ 私は決して未知のものを怖がりません。
- ☑ 私は「モノのインターネット」の一部です。
- ☑ 私は進化のスピードを超えた人生を送ります。

あとがき、そして謝辞

この本を完成まで導いてくれたチームの方々に、深く感謝を述べたい。

頭脳明晰な私のエージェント、セレステ・ファインの知性がなければ、本書のコンセプトや内容は今でも私の想像の域を出なかっただろう。彼女は、すべての人々に内なる偉大さを見つけ出してほしいという私の切なる願いを見抜いてくれた。私がこの本を世に送り出せたのは、ひとえに彼女の信頼と期待、さりげない感性と知性のおかげだ。

本書が生まれる前、セレステは私のライフワークに懸ける情熱を確かめようと、1時間にもわたる私の独白につきあってくれた。いつ終わるともしれない私の独り言をひととおり聞き終えると、彼女は私の目を見て言った。「非集中……そうね、非集中がそれほどすばらしい理由について書いてみるべきよ。どうすれば人生で非集中の力を活かせるのか？あなたはそれができているのよね。それなら、読者と共有してみたら？」。セレステは単なる代理人ではない。作家たちの人間性まで深く理解している。彼女は私の代弁をしてくれただけでなく、最後まで私と一緒に読み、考え、驚嘆し、思案してくれた。一語たりともムダにしない彼女はコミュニケーションの達人であり、「自己所有」の概念を誰よりも体現している。

ジョン・マースとサラ・パシックを含めた彼女のチームのおかげで、コンセプトがあいまいになりかけたときでも、私は本書の本筋から脱線せずにすんだ。

実際、私の担当編集者マーニー・コクランとの共同作業という刺激的な体験がなければ、そうなっていてもおかしくはなかった。まず何に感謝すればいいのかわからない。一つひとつの単語を最高の形で輝かせ、その単語にふさわしい場所へとぴたりと収まらせる彼女のずば抜けた感性に対してだろうか？　わかりやすい文章を徹底的に追い求める彼女の快活ながらも奥深い追求心に対してだろうか？　それとも、たびたび本書が妄想の花園へと迷いこんだり、興奮のあまり肝心のメッセージをうまく伝え損なってしまう人間の没頭癖を映し出す鏡のようになったりしかけたときでも、彼女が本書から手を引こうと思わないでいてくれた私の幸運に対してだろうか？　マーニー、本当にありがとう。私の文章が暴走したり、ぶっきらぼうになったり、興奮の渦にはまりこんだりしたときでも、この上ない才能と理解、プロフェッショナル精神で、柔軟に私と仕事をしてくれたことに感謝している。また、私の話をじっくりと聞き、理解し、時には方向転換をし、時にはこのままの道を行くと決めてくれたこと、そして非集中の計り知れないパワーを表現する後押しをしてくれたことにも感謝している。また、私たちと一緒に文章に磨きをかけてくれたリズ・スタインとジャネット・ビールにも感謝の気持ちでいっぱいだ。

それから、プライバシーの問題があるにもかかわらず、私の本書への執着や世界規模でのソーシャル・メディア活動を大目に見てくれた人々もたくさんいる。簡単ではあるが、この場を借りてお礼を言いたい。ウマは私にとってかけがえのない魔法のような存在であり、たゆまぬ愛情と理解、鋭いフィードバック、現実を超越したサポートと信頼を寄せてくれた。ラジブの常識破りの存在感と洞察力には触発されっぱなしだった。複雑きわまる神経の旅へと私を連れていってくれ、そして私についてきてくれた君の不撓不屈の精神は、まさしく非集中のお手本だ。ラジャンは私にとって心の門番のような存在であり、私たちの家族、私の選択、私自身についての不安を和らげ、本書を完成へと導く信念を与えてくれた。

両親のラズとサヴァにも心から感謝している。ふたりは本書のすべてのメッセージや文章の源であり、私自身の精神と密接に結びついている。母は今でも私の最大のファンであり、私にとって正真正銘の奇跡だ。父はもう死去したが、今でも私の労働倫理の鑑《かがみ》であり、父のことを思い出すといつも身が引き締まる。ポーラには、その忍耐、発想、知性、労働倫理、献身に助けられた。そしてヴィッキーとアイリーナには、人生を乗り切る後押しをもらった。

そして、私の親戚や友人たちのなかにいる隠れた英雄たちにも感謝している。おじのボビー、マノ、シャン、ジャヤ、バベス、シュンナ、ジャン、ボブ、プラガセン、ブランドン、マハデヴ、デニス、スティーヴン、ダフニー、フィリップ、JT、ダロン、ザック、ブレンダ、ギデオンといった方々の愛情、献身、サポート、そして存在は、目に見えないながらも大きな影響を本書に与え、本書を支えてくれた。

私は個性的な面々ばかりの家系で育った。それはいとこたちも例外ではない。ブーンチ、サンビーママ、ボーヤママ、ペリマ、ダーヤママ、スーリヤ、サグリー、プラカシュ、モンティ、ピングラン、ナヴィーン、ロゲス、バシニ、ジョージー、デヴァン、ドリス、アンナ、アギーにもたいへん感謝している。名前も性格も色とりどりだが、非二元的意識を理解するうえで欠かせない経験を与えてくれた。本当にありがとう。

また、恩師を思い描くことなくして、本は書けない。誰よりもまず、私に脳研究のきっかけを与えてくれたP・D・ナイドー博士にお礼を言いたい。マーガレット・ネア博士は、精神医学の道に進むきっかけを与えてくれた。シャーヴァート・フレイジアー博士は、最近早すぎる死を迎えるまで、私を何度も暗闇や幻想から救い出してくれた。ブルース・コーエン博士は、私の学究生活の第一歩となる道へと私をいざなってくれた。ロス・バルデッサリーニ博士は、常に疑問を持つよう教えてくれた。デビー・ユルゲルン＝トッド博士とペリー・レンショウ博士は、ハーバード大学の当時世界最先端の脳イメージング・センターに私を在籍させてくれた。ビル・カーター博士は、私自身が気づく前に、私の意外な側面を見出してくれた。レス・ヘヴンス博士は、ほかにやることがいっぱいあったろうに、人間としてわざわざ俗世界に降臨してくださった。そして何より、ジョナサン・コール博士は、私やいじくり回しプロセスの価値を信じ、アメリカに私の居場所をつくり、私のアイデンティティを築き直すきっかけを与えてくれた。

また、私のダウンタウンの同僚たちの名前も挙げないわけにはいかない。マウリツィオ・ファヴァ博士は、私の初期の研究を手助けしてくれた。ジョン・ハーマン博士とジェリー・ローゼンバウム博士は、卒業直後の私を支えてくれ、そして今でも私が困ったときにはいつでも支えてくれる。

最後に、私の患者、コーチングの参加者、オンライン・コミュニティの方々がいなければ、本書は実現しなかっただろう。彼らは人生が秘密の場所に隠れていること、私たちが見ている〝自己〟は幻想にすぎないこと、そして私たちには論理だけでは決して明らかにできない方法で自分自身を探す義務があることを常に思い出させてくれる。私は今、私が「神」と呼んでいる畏敬の境地に浸り、人智では計り知れない力に身を委ねながら、深い感謝の念に包まれている。みなさん、ありがとう。

本書は単なる本ではない。新たなムーブメントの始まりを告げるものでもある。本書を読んで、少しでも多くのみなさんが冒険家としてのアイデンティティを発揮してくれることと、そしてすでに発揮している人は、そのアイデンティティを次なるレベルへと押し上げてくれることを願っている。

私たちは自己を認識するようできているが、ときどき自分自身に迷いこむようにもできている。それは、いじくり回しを繰り返しながら理想の人生にたどり着くという魔法のような瞬間を味わえるよう、神様が私たちに与えてくれたプレゼントなのかもしれない。

＊本書の注記は、以下のURLよりPDFファイルをダウンロードできます。
http://www.diamond.co.jp/go/pb/tinker_notes.pdf

［著者］
スリニ・ピレイ（Srini Pillay, M.D.）
ハーバード・メディカル・スクールの精神医学臨床准教授。ハーバード・ビジネス・スクールやエグゼクティブ向け教育機関で世界一と評されるDuke Corporate Educationでも教鞭を執っている。また脳科学をビジネスに活かすNeuroBusiness Groupの設立者でCEOでもある。著書に『不安を希望に変える——ハーバード流７つのレッスン』（早川書房）。

［訳者］
千葉敏生（ちば・としお）
翻訳家。1979年神奈川県生まれ。早稲田大学理工学部数理科学科卒業。訳書に、『反脆弱性』『ウソはバレる』（ともにダイヤモンド社）、『情報と秩序』『デザイン思考が世界を変える』『スイッチ！』『決定力！』（以上、早川書房）、『クリエイティブ・マインドセット』（日経BP社）、『ハッパノミクス』（みすず書房）等がある。

ハーバード×脳科学でわかった究極の思考法

2018年３月14日　第１刷発行

著　者——スリニ・ピレイ
訳　者——千葉敏生
発行所——ダイヤモンド社
〒150-8409　東京都渋谷区神宮前6-12-17
http://www.diamond.co.jp/
電話／03･5778･7232（編集）　03･5778･7240（販売）
装丁————井上新八
本文デザイン—matt's work
校正————鷗来堂
製作進行——ダイヤモンド・グラフィック社
印刷————勇進印刷（本文）・加藤文明社（カバー）
製本————ブックアート
編集担当——廣畑達也

ISBN 978-4-478-10178-0